全国高职高专护理类专业规划教材（第二轮）

传染病护理学

（第2版）

（供护理及助产类专业使用）

主　　编　李大权　周卫凤

副 主 编　王　贞　李冬秀

编　　者　（以姓氏笔画为序）

王　卉（重庆三峡医药高等专科学校）

王　贞（漳州卫生职业学院）

王玉英（廊坊卫生职业学院）

刘　珊（毕节医学高等专科学校）

杨　杰（四川护理职业学院）

李大权（毕节医学高等专科学校）

李冬秀（福建卫生职业技术学院）

邹　寒（毕节市第三人民医院）

周卫凤（安徽医学高等专科学校）

胡绍珑（贵州省威宁县人民医院）

编写秘书　刘　珊

中国健康传媒集团

中国医药科技出版社

内 容 提 要

本教材为"全国高职高专护理类专业规划教材（第二轮）"之一。传染病护理学是研究传染性疾病的发生、发展规律，运用护理学理论、知识、技能对患者实施优质护理，以达到减轻患者痛苦、促进和维持健康、杜绝或局限疾病传染与流行的一门临床护理学科。主要内容有常见传染性疾病患者的护理，书末附传染病区护理管理和隔离消毒、实训指导等。本教材除概论外，疾病护理统一采用"学习目标""案例""病原学""发病机制与病理""护理评估""护理问题""护理措施""健康指导"的结构进行编写，增强了教材的科学性、生动性。在编写形式上，增加了"知识链接""考点""直通护考"和"目标检测"等，突出了教材的适用性、针对性。

本教材为书网融合教材，即纸质教材有机融合电子教材，教学配套资源（PPT、微课、视频等），题库系统，数字化教学服务（在线教学、在线作业、在线考试）。

本教材主要供高职高专护理、助产类专业学生学习使用，也供教师教学参考。

图书在版编目（CIP）数据

传染病护理学/李大权，周卫凤主编 . —2 版 . —北京：中国医药科技出版社，2019.7
全国高职高专护理类专业规划教材（第二轮）
ISBN 978 – 7 – 5214 – 0901 – 7

Ⅰ . ①传…　Ⅱ . ①李…　②周…　Ⅲ . ①传染病 – 护理学 – 高等职业教育 – 教材　Ⅳ . ①R473.51

中国版本图书馆 CIP 数据核字（2019）第 116193 号

美术编辑　陈君杞
版式设计　友全图文

出版　**中国健康传媒集团** | 中国医药科技出版社
地址　北京市海淀区文慧园北路甲 22 号
邮编　100082
电话　发行：010 – 62227427　邮购：010 – 62236938
网址　www.cmstp.com
规格　889×1194mm $^1/_{16}$
印张　10 $^3/_4$
字数　230 千字
初版　2015 年 8 月第 1 版
版次　2019 年 7 月第 2 版
印次　2021 年 11 月第 3 次印刷
印刷　三河市万龙印装有限公司
经销　全国各地新华书店
书号　ISBN 978 – 7 – 5214 – 0901 – 7
定价　**32.00 元**

获取新书信息、投稿、为图书纠错，请扫码联系我们。

数字化教材编委会

主　　编　李大权　周卫凤

副 主 编　王　贞　李冬秀

编　　者（以姓氏笔画为序）

　　　　　王　卉（重庆三峡医药高等专科学校）

　　　　　王　贞（漳州卫生职业学院）

　　　　　王玉英（廊坊卫生职业学院）

　　　　　刘　珊（毕节医学高等专科学校）

　　　　　杨　杰（四川护理职业学院）

　　　　　李大权（毕节医学高等专科学校）

　　　　　李冬秀（福建卫生职业技术学院）

　　　　　邹　寒（毕节市第三人民医院）

　　　　　周卫凤（安徽医学高等专科学校）

　　　　　胡绍珑（贵州省威宁县人民医院）

编写秘书　刘　珊

出版说明

　　"全国高职高专护理类专业规划教材"于 2015 年由中国医药科技出版社出版，全套教材共 27 门，是针对全国高职高专医药院校护理类专业教育教学需求和复合型临床人才培养目标要求而编写，自出版以来得到了各院校的广泛欢迎。为了进一步提升教材质量，使教材更好地服务于院校教学，同时为了进一步贯彻落实国务院办公厅《关于深化医教协同进一步推进医学教育改革与发展的意见》（〔2017〕63 号）等有关文件精神，不断推动职业教育教学改革，推进信息技术与医学教育融合，加强医学人才培养，使职业教育切实对接岗位需求，教材内容与形式及呈现方式更加契合现代职业教育需求，培养具有整体护理观的护理人才，在教育部、国家卫生健康委员会、国家药品监督管理局的支持下，中国医药科技出版社组织了本套教材的修订工作，并由全国近百所高职高专院校及附属医疗机构260 余名专家、教师精心编撰，即将付梓出版。

　　本轮教材共包含 27 门，其中 24 门教材为新修订教材（第二版），主要特点如下。

一、内容精练，专业特色鲜明

　　本轮教材建设对课程体系进行科学设计，整体优化；对上版教材中不合理的内容框架进行适当调整；内容上吐故纳新，力求达到基础学科与专业学科紧密衔接、主干课程与相关课程合理配置的目标。教材内容精练、针对性强，具有鲜明的专业特色和高职教育特色。

二、对接岗位，强化能力培养

　　本轮教材强化以岗位需求为导向的理实教学，注重理论知识与护理岗位需求相结合，对接职业标准和岗位要求。每门教材在由教学一线经验丰富的教师组成编写团队的基础上，吸纳了多位具有丰富临床经验的医护人员参与编写，满足培养应用型人才的需求。在教材正文适当插入临床案例，起到边读边想、边读边悟、边读边练，做到理论与临床护理岗位相结合，强化培养学生临床思维能力和护理操作能力；同时注重护士人文关怀素养的养成，注重吸收临床护理新技术、新方法、新材料，体现教材的先进性。

三、对接护考，满足考试需求

　　本轮教材内容和结构设计，与国家护士执业资格考试紧密对接，在国家护士执业资格考试相关课程教材中以"考点提示"和"目标检测"的形式插入护士执业资格考试考点与真题，为学生学习和参加护士执业资格考试奠定基础，提升学习效率。

四、书网融合，学习便捷轻松

　　全套教材为书网融合教材，即纸质教材与数字教材、配套教学资源、题库系统、数字化教学服务有机融合。通过"一书一码"的强关联，为读者提供全免费增值服务。按教材封底的提示激活教材后，读者可通过 PC、手机阅读电子教材和配套课程资源，并可在线进行同步练习，实时反馈答案和解析。同时，读者也可以直接扫描书中二维码，阅读与教材内容关联的课程资源（"扫码学一学"，轻松学习 PPT 课件；"扫码练一练"，随时做题检测学习效果），从而丰富学习体验，使学习更便捷。教师可通过 PC 在线创建课程，与学生互动，开展在线课程内容定制、布置和批改作业、在线组织考试、讨论与答疑等教学活动，学生通过 PC、手机均可实现在线作业、在线考试，提升学习效率，使教与学更轻松。此外，平台尚有数据分析、教学诊断等功能，可为教学研究与管理提供技术和数据支撑。

本轮教材修订在组织、编写和审定过程中，得到众多专家的悉心指导和相关院校的大力支持，在此一并致谢！

改革创新的过程也是探索提升的过程，目标的提出至目标的实现是一个漫长、曲折的过程。在此殷切希望各医药卫生类院校师生和广大读者在使用中对教材进行检验，并提出宝贵意见，使本套教材日臻完善，为促进我国高职高专护理类专业教育教学改革和人才培养做出积极贡献。

中国医药科技出版社
2019 年 5 月

全国高职高专护理类专业规划教材（第二轮）
建设指导委员会

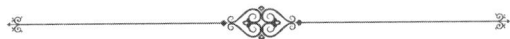

主 任 委 员　史瑞芬（南方医科大学）

顾　　　问　黄庶亮（漳州卫生职业学院）

副主任委员（以姓氏笔画为序）

马　波（安徽中医药高等专科学校）

郑翠红（福建卫生职业技术学院）

房立平（漳州卫生职业学院）

姚永萍（四川护理职业学院）

谭　工（重庆三峡医药高等专科学校）

委　　　员（以姓氏笔画为序）

王　刚（四川护理职业学院）

王亚宁（江西科技学院）

王珊珊（福建卫生职业技术学院）

尹　红（漳州卫生职业学院）

兰　萌（天津医学高等专科学校）

朱　霖（安徽医学高等专科学校）

朱美香（衢州职业技术学院）

汲　军（长春医学高等专科学校）

严家来（安徽医学高等专科学校）

杜庆伟（山东医学高等专科学校）

杨　峥（漳州卫生职业学院）

杨小玉（天津医学高等专科学校）

李大权（毕节医学高等专科学校）

李正姐（安徽中医药高等专科学校）

李丽娟（漳州卫生职业学院）

李钟峰（湄洲湾职业技术学院）

苏湲淇（重庆医药高等专科学校）

邱　波（漳州卫生职业学院）

张　庆（济南护理职业学院）

张　荣（毕节医学高等专科学校）

张　健（长春医学高等专科学校）

张　敏（安徽医学高等专科学校）

张　德（四川护理职业学院）

张亚军（内蒙古医科大学继续教育学院）

陈　燕（惠州卫生职业技术学院）

陈秋云（漳州卫生职业学院）

陈顺萍（福建卫生职业技术学院）

陈晓玲（安徽卫生健康职业学院）

陈瑄瑄（漳州卫生职业学院）

林建兴（漳州卫生职业学院）

林斌松（漳州卫生职业学院）

周卫凤（安徽医学高等专科学校）

周谊霞（贵州医科大学）

庞　燕（四川护理职业学院）

洪　霞（福建卫生职业技术学院）

郭永洪（云南工商学院）

黄小凤（漳州卫生职业学院）

谌　秘（南昌大学第四附属医院）

谢万兰（襄阳职业技术学院）

薛　梅（天津医学高等专科学校）

前 言 / PREFACE

随着人类对传染病认识的深入和现代医学教学手段的飞速发展，教材修订已成为时代需要。本教材在上一版的基础上，结合新的护士执业资格考试、护师执业资格考试大纲，突出"以用为本"和以临床护理实践为导向的特点，可供高职高专护理、助产专业的师生使用。

本教材编写的基本思路：一是以通过护士执业资格考试、护师执业资格考试及实用性为基础，以社会需求为导向，以技能培养为目标，以理论知识适度、技术应用能力较强、知识面较宽、综合素质较高为特点。二是以知识要点、技能要点为导航，以情境案例提出问题为导向，以教学计划和教学大纲为纲领，以培养实用技能型人才为目标，以突出实践教学环节为特点。三是与高职学生的心理特点相一致，深入浅出、变难为易、化繁为简，增强可读性。四是遵循教材编写的"三基"（基本理论、基本知识、基本技能）、"五性"（思想性、科学性、先进性、启发性、适用性）、"三特定"（特定的对象、特定的要求和特定的限制）原则，内容科学严谨。

教材内容中，第二章概述按感染的概念及感染过程的表现、感染过程中病原体的作用及致病机制、人体的反应性、传染病的基本特征及临床特点、传染病的流行过程及影响因素、传染病的预防、传染病的诊断及治疗原则、传染病的护理八个要点来写，后面各章疾病护理按"学习目标""案例""病原学""发病机制与病理""护理评估""护理问题""护理措施""健康指导"的结构进行编写，增强了教材的科学性、生动性。在编写形式上，增加了"知识链接""考点提示""直通护考"等，突出了教材的适用性、针对性。因传染病具有地方性、季节性等特点，选修内容较多，在保证护士执业考试大纲要求内容不减的前提下，各地、各校可根据地理、气候、人文等因素进行选修。每章末附有"目标检测"，书后附有实训指导及参考答案。

本次教材修订顺应信息化技术与教育教学的发展，纸质内容与数字课程一体化设计。数字化内容丰富，充分体现多媒体优势，更生动、更便捷，增强了纸质教材的可读性。

参与本教材的编写人员主要是全国部分高等卫生职业院校资深教师及两位来自传染病临床一线有多年临床护理经验的高年资医务工作者。全体编者均以科学严谨、高度负责的态度参与教材的编写工作，多次讨论、研究，反复修改，付出了大量心血，参考和采纳了国内外有关教材及专著的一些观点，得到了各有关学校的大力支持，在此一并表示诚挚的感谢。但由于时间短促，编者水平有限，教材中难免有不尽完善之处，敬请各校师生在使用过程中提出宝贵意见和建议，以求再版时完善和改进。

编 者
2019 年 4 月

目 录/CONTENTS

第一章

绪　论

扫码"学一学"

传染病护理学是研究传染性疾病的发生、发展、传播、治疗、预防规律，运用护理学理论、知识、技能对患者实施优质护理，以达到减轻患者痛苦、促进和维持健康、防止疾病传染与流行的一门临床护理学科。传染病护理学是护士执业资格考试内容的重要组成部分。

一、传染病护理学的内容及结构

传染病护理学全书共分二十章，分别为绪论、概论、流行性感冒患者的护理、病毒性肝炎患者的护理、流行性乙型脑炎患者的护理、获得性免疫缺陷综合征患者的护理、流行性出血热患者的护理、狂犬病患者的护理、人禽流感患者的护理、严重急性呼吸综合征患者的护理、细菌性食物中毒患者的护理、细菌性痢疾患者的护理、伤寒患者的护理、霍乱患者的护理、流行性脑脊髓膜炎患者的护理、钩端螺旋体病患者的护理、疟疾患者的护理、阿米巴病患者的护理、血吸虫病患者的护理、医院感染患者的护理。书末附传染病区护理管理和隔离消毒、实训指导、参考文献、传染病护理学教学大纲。本教材除了绪论、概论外，疾病护理统一按"学习目标""案例""病原学""发病机制与病理""护理评估""护理问题""护理措施""健康指导"的结构进行编写，增强了教材的科学性、生动性。在编写内容和方法上体现护理专业特色，统一各章节的编写风格和体例。在编写形式上，增加了"知识链接""考点""直通护考""目标检测"等，突出了教材的适用性和针对性。

二、传染病护理学学习目的、方法

（一）传染病护理学学习目的

我国实行护士执业资格考试与注册制度，高职学生毕业时应具备通科临床护理的基本能力，要打好这个基础，就必须学好临床专业课，传染病护理学是临床专业课的重要课程。通过学习，掌握传染病护理基本理论知识和技能，通过国家考试，获得护士执业证书，经注册成为一名合格的护士。由于护士的角色在不断扩展和延伸，加上传染性疾病护理的特殊性，护理专业的学生将来要很好地完成各种角色任务，就必须掌握传染病护理学的基本理论、基本知识和基本技能，能运用护理知识和技能对传染病常见病、多发病患者进行优质护理，让服务对象减轻痛苦、促进康复、预防疾病和保持健康。

（二）传染病护理学学习方法

1. 注重基本理论、基本知识和基本技能学习　按照教学大纲和考试大纲的要求，掌握比较扎实的理论知识，熟练掌握护士执业考试所需知识体系。教材中"知识链接""考点""直通护考"和"目标检测"等内容能帮助学生理解、记忆学习内容，提高执业考试合格率。正确理解优质护理的理念，形成一种基本的护理思维习惯和工作方法，将来在临床工作岗位上能自觉地关注患者在生理、心理、社会等各方面的反应和需求，积极、主动去工作，满足和维护患者的各种合理需要，促进其早日康复。

2. 理论学习与实践技能训练相结合 职业教育的本质特征是以满足岗位需求为出发点和归宿的教育，目标是培养技能型、服务型的高素质劳动者。传染病护理学是理论性及实践性非常强的学科，在重视掌握基本理论知识的同时，强调实践技能的操作和训练。本教材在内容选择、编写体例和对实践指导的处理上，都充分体现了与临床护理"零距离对接"的思想，突出实用性和实践性，为今后的临床工作和发展打下坚实的基础。

三、传染病护理学的发展趋势

（一）传染病护理从医院走向社区和家庭，范围更广阔

随着社会进步、经济发展及医疗改革的深入，传染性疾病的传播和流行与人们的生活方式、生活环境及社会环境密切相关，加上人口老年化进程的加速，人们对卫生服务的数量需求、质量需求日益增长，防病重于治病的理念不断深入人心，传染性疾病的治疗和护理重点可以由医院扩展到社区和家庭，传染病的卫生保健、健康指导、宣传和预防将成为重点。护理对象由患者扩展到健康人群，传染病护理工作的范围也超越了疾病的护理，扩展到更为广阔的领域。

（二）随着传染病学的发展，传染病护理学的内容不断丰富

随着传染性疾病病因、发病机制研究的深入，部分传染性疾病的护理、防护措施也需要不断改进，新的传染性疾病如人感染高致病性禽流感、严重急性呼吸综合征、埃博拉出血热、中东呼吸综合征等的发生，与生活方式和环境因素的影响密切相关，护理方法和措施也有不同的要求和提高。少数传染性疾病如人感染高致病性禽流感随时可能死灰复燃，会引起人群一定程度的恐慌，但懂得其传播途径主要是病禽传染给人，而几乎不能实现人与人传染就可大大降低人群对其的恐慌程度。因此，传染性疾病的预防、对人群进行健康教育显得极其重要。随着循证护理学的发展，护理人员在护理实践中运用最新、最佳的科学证据对患者实施护理，以更科学、更成熟的护理技术为传染性疾病患者提供优质护理服务。

（三）心理护理更重要，护士整体素质要求高

部分传染性疾病病程长，易反复或恶化，治疗效果不显著，特别是需要隔离治疗和护理，患者易产生急躁、焦虑、沮丧、悲观、孤独、恐惧、绝望等各种消极心理。个别患者（如艾滋病患者）会出现退缩、敌对、沉默、不合作等表现，有些患者还会产生被抛弃感，这些都会不同程度地干扰治疗和护理的效果，延缓患者的康复进程。因此，心理护理至关重要。要做好患者的心理护理工作，要求传染科护士不但要有较高的职业道德素质、扎实的专业理论和技能，还要掌握一定的人文科学及社会科学知识，如人际沟通技巧、心理学知识、法律知识等。

总之，扎实的专业理论知识、规范的操作能力、敏锐的观察能力、及时的解决问题能力、独立学习和创新能力、辩证的思维能力、灵活的应变能力、心理素质及身体素质等对传染病区护士都非常重要。针对患者不同的心理反应，做好心理疏导，使患者保持良好的精神状态，以利于其治疗和康复。

扫码"练一练"

（李大权）

第二章

概　论

学习目标

知识要点

1. 熟悉感染的概念及感染过程的表现、感染过程中病原体的致病作用与机体免疫反应的作用、传染病的流行过程及影响因素、传染病的基本特征及临床特点、传染病的诊断和治疗原则。

2. 掌握传染病的预防、护理。

技能要点

1. 能理解感染过程中病原体的致病作用与机体免疫反应的作用。

2. 能说出并理解感染过程的五种表现、传染病的流行过程及影响因素、传染病的基本特征及临床特点、传染病的诊断和治疗原则。

3. 能判断三类传染病及各自的上报时间要求，能对不同类型的传染病说出相应的主要预防措施。

案　例

案例一：女，55岁，企业职工，单位组织体检时被查出"乙型肝炎病毒携带者"，多年前因"呼吸道感染"经常到个体诊所用玻璃注射器"打针"，自己不知何时、何地、何种原因被传染上乙型肝炎病毒。

案例二：女，26岁，2003年"非典"流行期间因"发热、头痛、咳嗽"被接诊护士立即上报卫生行政主管部门，马上被强行隔离进行医学观察和治疗，后诊断为"普通感冒"经治疗康复出院，她当时非常困惑，为什么患感冒也被强行隔离进行医学观察和治疗？

案例三：男，17岁，学生，其父因"甲型病毒性肝炎"被隔离住院治疗，他想照顾父亲又怕被传染，你能帮他想想办法吗？

传染病（communicable diseases）是由病原微生物感染人体后引起的具有传染性，在一定条件下可造成流行的疾病。常见的病原体有病毒、细菌、衣原体、立克次体、支原体、真菌、螺旋体、朊粒、原虫、蠕虫、医学昆虫等。传染病的流行过程必须具备传染源、传播途径和易感人群三要素。一些传染病如鼠疫、天花、脊髓灰质炎等已被消灭或得到控制，但还有一些传染病如病毒性肝炎、细菌性痢疾、感染性腹泻等疾病发病率仍居高不下，部分曾经被控制的传染病如肺结核、血吸虫病等却出现流行扩散的趋势，一些新发传染病如艾滋病、人感染高致病性禽流感、埃博拉出血热、疯牛病、军团病、出血性大肠杆菌 O_{157} : H_7 感染等传染病对人类危害更是世人共知。因此，传染病的研究与防治工作仍然任重道远。传染病护理是传染病防治工作中的重要组成部分，不仅关系到传染病患者的康复，对控制和终止传染病在人群中的流行也十分重要。

知识链接

埃博拉出血热（EHF）

是由埃博拉病毒（Ebolavirus）引起的一种急性出血性传染病。病毒可分为扎伊尔型、苏丹型、本迪布焦型、塔伊森林型和莱斯顿型。人主要通过接触患者或感染动物的体液和分泌物等而感染，临床表现主要为突起发热、出血和多脏器损害。病死率高达 50%～90%。目前对埃博拉病毒病尚无特效治疗方法，改变不良的生活方式，控制动物传染源，加强对疫区进口动物的检疫以及防止医源传播是预防埃博拉病毒最为有效的方式。

一、感染的概念及感染过程的表现

感染（infection）是病原体侵入机体后与人体相互作用、相互斗争的过程。引起感染的病原体可来自宿主体外，也可来自宿主体内。来自宿主体外病原体引起的感染称为传染，传染主要是指病原体通过一定方式从一个宿主个体到另一个宿主个体的感染。感染过程主要取决于病原体的致病力和机体的免疫功能，也与外界环境因素影响如受凉、劳累、药物作用等有关。当人体免疫力低下或病原体致病力较强时，病原体可在人体内生长、繁殖，使人患病。病原体与人体双方相互斗争产生了感染过程的五种表现如下。

1. 病原体被清除　病原体进入人体后，人体通过非特异性免疫（如皮肤和黏膜的屏障作用、胃酸的杀菌作用等）或特异性免疫（主动免疫和被动免疫）将病原体消灭，使之不产生病理变化，亦不引起任何临床症状。

2. 隐性感染　又称亚临床感染或不显性感染。病原体侵入人体后，仅诱导机体产生特异性免疫应答，病理变化轻微，临床上不出现任何症状、体征，甚至体内生化改变，只能通过免疫学检查才能发现。隐性感染后可获得对该传染病的特异免疫力，病原体被清除。少数转变为病原携带状态，成为病原携带者。

3. 显性感染　又称临床感染。病原体侵入人体后，不但诱导机体产生免疫应答，而且通过病原体本身的致病力或机体的变态反应，导致组织损伤，产生病理改变，出现临床表现。同一传染病中，由于病原体致病力与人体抗病能力的差异，显性过程又可呈现轻、重型，与急、慢性等各种类型。

4. 病原携带状态　是指病原体侵入人体以后，在人体内生长繁殖并不断排出体外而不出现任何疾病表现的状态，因而成为传染病流行的重要传染源。是在传染过程中人体防御机制与病原体处于相持状态的表现。按病原体不同，可分为带病毒者、带菌者与带虫者。按其携带病原的持续时间，可分为急性病原携带者（<3 个月）和慢性病原携带者（>3 个月，乙肝病毒感染者 >6 个月）。按发生的时期不同，可分为潜伏期病原携带者（发生于显性感染临床症状出现之前）、恢复期病原携带者（发生于显性感染临床症状出现之后）和无症状携带者（发生于隐性感染之后）。

5. 潜伏性感染　病原体感染人体以后寄生于机体某个部位，机体的免疫功能使病原体局限而不引起机体发病，但又不能将病原体完全清除，病原体长期潜伏于机体内。当机体免疫功能下降时，则可引起机体发病。此期间病原体一般不排出体外，不会成为传染源。

上述五种感染表现形式以隐性感染最常见，病原携带状态次之，显性感染比例最小，五种形式可在一定条件下相互转化。

考点提示

感染过程的五种表现

二、感染过程中病原体的致病作用

病原体侵入人体后能否引起疾病，取决于病原体的致病能力和机体的免疫功能。致病能力包括以下四个方面。

1. 侵袭力　是指病原体侵入机体并在机体内生长、繁殖的能力。有些病原体可以直接侵入人体，如钩端螺旋体、血吸虫尾蚴等。有些病原体依靠自身荚膜和酶破坏组织或抑制机体吞噬作用促进病原体在机体内的扩散，如伤寒沙门菌等。

2. 毒力　包括内毒素、外毒素及毒力因子，毒力因子包括穿透能力、侵袭能力、溶组织能力等。

3. 数量　在同一种传染病中，侵入机体中的病原体数量一般与致病能力成正比。但不同的传染病中，能引起传染病发生的最低病原体数量差别较大，如伤寒需要 10 万个菌体，而痢疾仅为 10 个菌体即能致病。

4. 变异性　病原体可因环境、药物或遗传等诸多因素而发生变异，病原体变异可能出现毒力增强或减弱。病原体的抗原变异可逃避机体的特异性免疫作用而引起疾病的感染或人群中反复流行。

此外，传染病的发病与病原体的入侵门户和特异性机体内定位密切相关。病原体在机体内定居、繁殖而发生病变需要适合的入侵门户，如志贺菌和霍乱弧菌必须经口感染，破伤风杆菌必须经伤口感染才能致病。病原体成功入侵后，在入侵部位或远离部位或某一靶器官繁殖或病变可有不同结果，各种病原体的机体内定位不同，每种传染病感染人体都有自身的规律。

三、感染过程中机体免疫反应的作用

病原体侵入人体后，机体产生免疫应答反应，包括非特异性免疫和特异性免疫。免疫反应可以是保护机体免受病原体入侵、破坏的保护性免疫应答，也可以是促进病理生理过程及组织损伤的变态反应。

（一）非特异性免疫

是机体对体内异物的一种清除作用。通过遗传而获得，无抗原特异性，又称为先天性免疫。

1. 天然屏障　有外部屏障如皮肤、黏膜及其分泌物，如溶菌酶、气管黏膜上的纤毛等；内部屏障如血－脑屏障、胎盘屏障等。

2. 吞噬作用　单核－吞噬细胞系统包括血液中游走的大单核细胞，肝、脾、淋巴结及骨髓中固定的吞噬细胞和各种粒细胞，具有非特异性吞噬功能，可清除机体内的病原体。

3. 体液因子 包括补体、溶菌酶、纤连蛋白和各种细胞因子，如白细胞介素 1~6、肿瘤坏死因子、γ－干扰素、粒细胞－巨噬细胞集落刺激因子等，可直接或通过免疫调节作用清除病原体。

（二）特异性免疫

通过对病原体抗原识别后产生的针对该抗原的特异性免疫反应，是后天获得的一种主动免疫，包括由 B 淋巴细胞介导的体液免疫和由 T 淋巴细胞介导的细胞免疫。

📋 **知识链接**

免疫球蛋白（Ig）

分为 5 类，即 IgG、IgA、IgM、IgD、IgE，各具不同功能。在感染过程中 IgM 首先出现，但持续时间不长，是近期感染的标志。IgG 随后出现，并持续较长时间。IgA 主要是呼吸道和消化道黏膜上的局部抗体。IgE 则主要作用于入侵的原虫和蠕虫。

四、传染病的流行过程及影响因素

传染病的流行过程是指传染病在人群中发生、发展和转归的过程。传染源、传播途径和易感人群是传染病流行过程的 3 个基本条件，这 3 个条件相互联系、同时存在，使传染病不断传播蔓延。

（一）流行过程的基本条件

1. 传染源 指体内有病原体生长、繁殖并将其排出体外的人或动物。

（1）患者 是重要的传染源，患者通过咳嗽、呕吐、腹泻等方式排出病原体。多数传染病在潜伏期末即有传染性，症状明显期传染性最大。慢性患者可长期排出病原体而成为长期传染源。

（2）隐性感染者和病原携带者 隐性感染者由于无任何症状和体征而不易被发现，病原携带者不出现任何症状但能排出病原体，因此二者均是重要的传染源。

（3）受感染的动物 动物源性传染病可由动物体内排出病原体，导致人类发病，如鼠疫、狂犬病、流行性乙型脑炎、钩端螺旋体病等。

2. 传播途径 指病原体离开传染源后，到达另一个易感者所经过的途径。

（1）空气、飞沫、尘埃（呼吸道传播） 易感者吸入患者从口、鼻排出的含有病原体的空气、飞沫或气溶胶，或地面上含有病原体的干燥痰液形成的尘埃而感染。

（2）水、食物（消化道传播） 易感者因进食被病原体污染的水、食物或患病动物的肉、乳、蛋等受到感染。

（3）手、用具、玩具（接触传播） 易感者因接触被传染源的分泌物或排泄物污染的日常生活用具如餐具、洗漱用具、玩具等被感染，又称日常生活接触传播。可传播呼吸道传染病如白喉、麻疹、流行性感冒，也可传播消化道传染病如细菌性痢疾、伤寒等。不洁

📝 **考点提示**
传染源的种类

性接触可传播 HIV、HBV、HCV、梅毒、淋病等。

（4）媒介昆虫（虫媒传播）　①机械性传播：是通过昆虫媒介机械携带病原体，污染水源和食物而传播疾病。②生物性传播：是通过吸血节肢动物在患病动物与人之间叮咬、吸吮血液而传播疾病。

（5）血液、血制品、体液传播　易感者通过输入被病原体污染的血液、血制品或通过性交等接触患者的体液而感染。

（6）母婴传播　病原体通过母亲胎盘、分娩、哺乳等方式感染胎儿或婴儿。

（7）土壤传播　易感者通过接触被病原体的芽孢（如破伤风、炭疽）、幼虫（如钩虫）、虫卵（如蛔虫）等污染的土壤而感染。

（8）医源性感染　指在医疗工作中人为造成的某些传染病的传播。

3. 人群易感性　对某一传染病缺乏特异性免疫力的人称为易感者。易感者在某一特定人群中的比例决定该人群的易感性。人群易感性的高低影响该传染病的发生

考点提示

各种传播途径的特点

和传播。易感人群越多，人群易感性越高，传染病越容易发生流行。进行有计划预防接种，普遍推行人工主动免疫，可降低人群易感性。有些传染病还有可能通过全民长期坚持接种疫苗而被消灭，如天花、脊髓灰质炎等。

（二）影响流行过程的因素

1. 自然因素　主要包括地理、气候和生态环境等，对流行过程的三个环节都有重要影响。寄生虫病和虫媒传染病受自然因素影响尤其明显。传染病的地区性和季节性与自然环境关系密切，如北方有黑热病地方性流行区，南方有血吸虫病流行区。自然因素可直接影响病原体在外界环境中的生存能力，也可通过降低机体的非特异性免疫力而促进流行过程的发展，如寒冷可减弱呼吸道抵抗力，炎热可减少胃酸的分泌等。

2. 社会因素　包括社会制度、经济状况、生活条件、文化水平、风俗习惯、宗教信仰等，对传染病的流行过程有重要的影响，其中社会制度起主导作用。

3. 个人因素　人类自身不文明、不科学的行为和生活习惯，也可造成传染病的发生和传播，可体现在旅游、打猎、集会、日常生活、豢养宠物等过程中。

五、传染病的基本特征及临床特点

（一）传染病的基本特征

传染病主要区别于其他疾病的四个基本特征如下。

1. 病原体　每种传染病都由特异性病原体引起，病原体可以是微生物或寄生虫，以病毒和细菌最常见。临床上检出病原体对明确诊断有重要意义。

知识链接

普里昂（prion）

是近年来发现的一种不同于微生物和寄生虫，缺乏核酸结构的具有感染性的变异蛋白质，是人类几种中枢神经系统退行性疾病——克雅病、库鲁病及变异性克雅病，即人类疯牛病等的病原。

2. 传染性　指病原体由宿主体内排出，经一定途径传染给另一个宿主的特性。任何传染病都具有一定的传染性，但强弱不等，在同一疾病的不同病期，其传染性也不同。传染病患者具有传染性的时期称为传染期，其长短是确定患者隔离期限的重要依据。传染性是传染病与其他感染性疾病最重要的区别。

3. 流行病学特征

（1）流行性　在一定条件下，传染病能在人群中广泛传播蔓延的特性称为流行性。按其强度可分为：①散发：指某传染病在某地区的发病率处于常年的一般水平。②流行：指某传染病在某地区的发病率显著高于常年的一般发病率（一般 3~10 倍）。③大流行：指某传染病在一定时间内迅速蔓延，波及范围广泛，超出国界或洲界，如 2003 年传染性非典型肺炎大流行、2009 年的甲型 H1N1 流感大流行。④暴发：指传染病病例发病时间的分布高度集中于一个短时间之内（通常为该病的潜伏期内），这些病例多由同一传染源或共同的传播途径所引起，如流行性感冒、食物中毒。

（2）季节性　某些传染病在每年一定季节出现发病率升高的现象称为季节性。如冬春季节呼吸道传染病发病率高；夏秋季节消化道传染病发病率高；虫媒传染病则与媒介节肢动物活跃季节相一致。

（3）地方性　某些传染病由于受地理气候等自然因素或人们生活习惯等社会因素的影响，仅局限在一定地区内发生，称为地方性传染病。某些自然环境条件有利于某些传染病在野生动物之间传播，野生动物为主要传染源，人进入这个地区就有可能受感染发病，称为自然疫源性传染病，也属于地方性传染病。自然疫源性传染病属于地方性传染病。

（4）外来性　指在国内或地区内原来不存在，从国外或外地通过外来人口或物品传入的传染病，如霍乱。

> 考点提示
>
> 传染病的基本特征

4. 感染后免疫　人体感染病原体后，无论是显性或隐性感染，均能产生针对该病原体及其产物的特异性免疫。感染后免疫属于主动免疫，通过抗体转移而获得的免疫属于被动免疫。病原体不同，感染后免疫持续时间长短和强弱亦不同。一般而言，病毒性传染病感染后的免疫时间最长，甚至可保持终身，但流感例外；细菌、螺旋体、原虫性传染病感染后的免疫时间较短，仅为数月或数年，但伤寒例外；蠕虫感染后一般不产生保护性免疫，因而常可重复感染。

（二）传染病的临床特点

1. 病程发展的阶段性　传染病的病程从发生、发展至恢复具有一定的阶段性，一般分为 4 期，以急性传染病最明显。

（1）潜伏期　指从病原体侵入人体起到开始出现临床症状为止的时期。潜伏期相当于病原体在体内定位、繁殖和转移、引起组织损伤和功能改变导致临床症状出现之前的整个过程。传染病的潜伏期长短不一，是检疫工作观察、留验接触者的重要依据，对传染病的诊断、确定检疫期限和流行病学调查有重要意义。

（2）前驱期　指从起病至开始出现明显症状为止的一段时期。患者多表现为头痛、发热、乏力、食欲减退、肌肉酸痛等，无特异性，为许多传染病所共有，持续 1~3 天，起病急骤者可无此期。多数传染病在此期已有较强的传染性。

（3）症状明显期　指前驱期后，病情逐渐加重而达到高峰，出现某种传染病特有的临床表现的时期。可分为上升期、极期和缓解期，本期传染性较强且易产生并发症。

（4）恢复期　指机体的免疫力增加，病理生理过程基本终止，患者的症状及体征逐渐消失的时期。部分患者体内的病原体已被清除，不再成为传染源；部分患者仍可排出病原体，引起疾病复发或成为病原携带者。恢复期结束后，机体功能仍长期未能恢复正常者称为后遗症，多见于中枢神经系统传染病。

有些传染病患者进入恢复期，体温恢复正常一段时间后，由于潜伏于体内的病原体再度繁殖至一定程度，使初发病的症状再度出现，称为复发。当病情进入恢复期时，体温尚未恢复至正常，又再发热，称为再燃，可能与血中病原体未被完全清除有关。

2. 常见症状与体征

（1）发热　是许多传染病所共有的最常见、最突出的症状，热型是传染病的重要特征之一，在诊断和鉴别诊断上有重要意义。如稽留热见于伤寒、斑疹伤寒等传染病的极期；弛张热见于败血症、伤寒缓解期、流行性出血热等；间歇热见于疟疾及败血症；波状热见于布氏菌病等；不规则热见于流行性感冒、败血症等。

（2）发疹　许多传染病在发热的同时常伴有发疹，称为发疹性传染病。发疹分为皮疹（外疹）和黏膜疹（内疹）两大类。了解疹的形态、出疹时间、分布部位、出疹顺序、疹的消退时间等对传染病的诊断和鉴别诊断

> **考点提示**
> 传染病发疹的特点

有重要参考价值。如斑丘疹见于麻疹、风疹、伤寒、猩红热等，疱疹多见于水痘、单纯疱疹、带状疱疹等，玫瑰疹见于伤寒、沙门菌感染，出血疹多见于流行性出血热、登革热、流行性脑脊髓膜炎等，荨麻疹见于病毒性肝炎、丝虫病等；水痘、风疹多发生于病程第1天，猩红热于第2天，天花于第3天，麻疹于第4天，斑疹伤寒于第5天，伤寒于第6天等；水痘的皮疹以躯干多见，伤寒的玫瑰疹主要分布在腹、胸及背部，流行性出血热的出血点多见于腋下；麻疹的皮疹先出现于耳后、发际、面部，然后向躯干、四肢蔓延，最后达手、足等；麻疹呈糠麸样脱屑，猩红热呈片状脱皮，水痘痂皮脱落后不留瘢痕。

（3）毒血症　由病原体及其代谢产物引起的发热以外的多种症状称为毒血症状，如疲乏、厌食、头痛、关节痛、意识障碍、呼吸循环衰竭以及肝、脾、淋巴结肿大等。是多种传染病常见的共同表现。

3. 临床类型　根据传染病临床过程的长短可分为急性、亚急性和慢性；根据病情轻重可分为轻型、中型、重型和暴发型；根据临床特征可分为典型和非典型传染病。临床分型对治疗、隔离及护理等具有重要指导意义。

六、传染病的预防

传染病的预防是传染病工作者的一项重要任务，及时报告和隔离患者是临床工作者不可推卸的责任。传染病的预防工作主要针对传染病流行过程的三个基本环节，采取综合性预防措施。根据各种传染病的特点，针对传播的主导环节，采取相应的措施，防止传染病继续传播。

（一）管理传染源

1. 对患者的管理　早发现、早诊断、早报告、早隔离、早治疗是预防传染病传播的重要措施。一旦发现传染病患者或疑似患者，应立即隔离治疗。根据《中华人民共和国传染病防治法》以及《突发公共卫生应急事件与传染病监测信息报告》，将39种法定传染病分

为甲、乙、丙三类。

甲类传染病：鼠疫、霍乱。

乙类传染病：严重急性呼吸综合征、艾滋病、病毒性肝炎、脊髓灰质炎、人感高致病性禽流感、麻疹、流行性出血热、狂犬病、流行性乙型脑炎、登革热、炭疽、细菌性和阿米巴性痢疾、肺结核、伤寒和副伤寒、流行性脑脊髓膜炎、百日咳、白喉、新生儿破伤风、猩红热、布鲁氏菌病、淋病、梅毒、钩端螺旋体病、血吸虫病、疟疾，2013 年 11 月增加了人感染 H7N9 禽流感。

丙类传染病：流行性感冒（含甲型 H1N1 流感）、流行性腮腺炎、风疹、急性出血性结膜炎、麻风病、流行性和地方性斑疹伤寒、黑热病、棘球蚴病、丝虫病以及除霍乱、细菌性和阿米巴性痢疾、伤寒和副伤寒以外的感染性腹泻病、手足口病。2014 年 1 月将甲型 H1N1 流感由乙类调整到丙类（并入流行性感冒）。

其中，对乙类传染病中严重急性呼吸综合征、炭疽中的肺炭疽、脊髓灰质炎必须采取甲类传染病的预防、控制措施。突发原因不明的传染病采取甲类传染病的预防、控制措施。

直通护考

下列哪种传染病必须采取强制性管理措施

A. 艾滋病　　　　　B. 梅毒　　　　　C. 狂犬病

D. 脊髓灰质炎　　　E. 淋病

解析：5 种均属于乙类传染病，但脊髓灰质炎必须采取甲类传染病的预防、控制措施。选 D。

为强制和严格管理传染病，甲类传染病城镇要求发现 2 小时内通过传染病疫情监测信息系统上报，农村不超过 6 小时；乙类传染病要求城镇于发现 6 小时内网络直报，农村不超过 12 小时；丙类传染病要求于发现后 24 小时内上报当地卫生防疫机构。

《中华人民共和国传染病防治法》规定，医疗机构对于甲类传染病应当及时采取下列措施：①对患者和病原携带者予以隔离治疗，隔离期限根据医学检查结果确定；

②对疑似患者，确诊前在指定场所进行单独隔离治疗；③对医疗机构内的患者、病原携带者和疑似患者的密切接触者，在指定场所进行医学观察和采取其他必要的预防措施；④拒绝隔离治疗或隔离期未满擅自脱离隔离治疗者，可以由公安机关协助医疗机构采取强制性隔离治疗措施。

2. 对接触者的管理　对接触者采取的防疫措施叫检疫。检疫期限是从最后接触之日算起，至该病的最长潜伏期。在检疫期内可根据情况采取医学观察、留验、隔离或卫生处理、紧急免疫接种或预防服药。

医学观察是指对接触者的日常活动不加限制，但要每天进行相关或必要检查，了解有无早期发病的征象。适用于乙类传染病的接触者。

留验又称隔离观察，是对接触者收留在指定场所，限制活动范围，不能与他人接触，并进行医学观察，确诊后立即隔离治疗。对集体单位的留验又称集体检疫。适用于甲类传染病接触者。

3. 对病原携带者的管理 应做到早期发现。凡是患过传染病及传染病的接触者、流行区高危人群和某些行业人员（托幼机构、饮食、供水等），均应定期做病原学检查，以便早期发现病原携带者。对病原携带者须做好登记，指导、督促病原携带者养成良好的卫生、生活习惯，并定期随访观察，必要时应调换工作、进行隔离治疗，尽可能减少疾病传播机会。

4. 对动物传染源的管理 应根据动物的病种和经济价值，予以隔离、治疗或杀灭。对捕杀的动物尸体进行焚化或深埋。在流行地区对家禽、家畜进行预防接种，可降低发病率。患病动物的分泌物、排泄物要彻底消毒。

（二）切断传播途径

切断传播途径是以消灭被污染环境中的病原体及其传播媒介为目的的措施。应根据各种传染病的不同传播途径分别采取隔离（严密隔离、呼吸道隔离、消化道隔离、血液－体液隔离、接触隔离、昆虫隔离、保护性隔离等）、消毒、杀虫、加强管理等方法和措施。如呼吸道传染病，应着重进行空气消毒，教育人们不要随意吐痰，咳嗽或打喷嚏用手帕捂住口鼻，外出戴口罩，流行期间少到公共场所。对消化道传染病，应着重加强饮食卫生、个人卫生及粪便管理，保护水源，消灭苍蝇、蟑螂、老鼠等。对虫媒传染病，应根据不同媒介昆虫的生态习性特点，进行消灭滋生地、杀虫等措施。加强血源和血制品的管理、防止医源性传播是预防血源性传染病的有效手段。

（三）保护易感人群

保护易感人群可以提高人体对传染病的抵抗力和免疫力，从而降低传染病的发病率。保护易感人群应采取以下措施。

1. 增强非特异性免疫力 包括加强体育锻炼、生活规律、调节饮食、改善营养、养成良好的卫生习惯、改善居住条件、保持愉快心情等。

2. 增强特异性免疫力 关键措施是预防接种，特别是儿童计划免疫接种对传染病预防起着非常重要的作用。

（1）人工自动免疫 将减毒或灭活的病原体、纯化的抗原和类毒素制成菌（疫）苗接种到人体内，使人体在接种后 1～4 周内产生抗体，称为人工自动免疫。免疫力可保持数月至数年。用病毒制成的免疫制剂称为疫苗。用细菌制成的称为菌苗。

计划免疫是根据规定的免疫程序，对易感人群有计划地进行有关生物制品的预防接种，以提高人群的免疫水平。儿童计划免疫要求对所有的适龄儿童全部接种无细胞百白破疫苗、卡介苗、脊髓灰质炎疫苗、麻疹疫苗、乙肝疫苗、麻腮风疫苗、A＋C 群流脑疫苗、甲肝疫苗、乙脑疫苗等免疫制品，使儿童获得恒定的免疫，实现基本消灭脊髓灰质炎、百日咳、白喉，把结核病、麻疹、破伤风、乙型肝炎的发病率控制在最低水平的目标。

（2）人工被动免疫 将制备好的含抗体的血清或抗毒素注入易感者体内，使机体迅速获得免疫力的方法，称为人工被动免疫。免疫持续时间仅 2～3 周。常用于治疗或对接触者的紧急预防。常用制剂有抗毒血清、人血丙种球蛋白、胎盘球蛋白和特异性高价免疫球蛋白等。

对某些尚无特异性免疫方法或免疫效果不理想的传染病，在流行期间可通过口服预防药物降低其发病率和控制其流行，如口服磺胺药预防流行性脑脊髓膜炎，口服乙胺嘧啶预防疟疾等。

七、传染病的诊断和治疗原则

（一）传染病的诊断

传染病的诊断主要靠下列三个方面的资料。

1. 流行病学资料　流行病学资料在传染性疾病的诊断中占重要地位。包括传染病的地区分布、时间分布、人群分布等，涵盖年龄、性别、籍贯、职业、生活方式与习惯、旅居地区、居住环境、发病季节、诱因或传染病接触史、家庭或集体发病情况、既往传染病史、预防接种史等。

2. 临床资料　传染病种类多，临床表现比较复杂，全面而准确的临床资料来源于详尽的病史、全面而仔细的体格检查，特别是有诊断价值的症状和体征。

3. 辅助检查资料　辅助检查对传染病的诊断有特殊意义，包括一般实验室检查（如血液、尿液、粪便检查和生化检查）、病原学检查（包括直接检查病原体、分离培养病原体、检测特异性抗原、检测特异性核酸）、免疫学检查（如血清学抗体检测、皮肤试验）等。

（二）传染病的治疗原则

传染病治疗的目的，不但在于促进患者康复，还在于控制传染源，防止传染病进一步传播，因此要坚持综合治疗的原则，即治疗、护理与隔离、消毒并重，一般治疗、对症治疗与病原治疗并重的原则。

八、传染病的护理

1. 严格执行消毒隔离制度　护理人员要熟悉各种传染病的流行过程，掌握各种隔离技术和消毒方法，熟悉各种管理制度并严格执行，以防止和控制传染病的扩散和院内感染。

2. 准确及时报告疫情　护士是传染病的责任报告人之一，应严格按照传染病报告制度，准确及时地报告疫情。

3. 护理措施　按照整体护理程序、优质护理要求对患者进行一般护理、病情观察、对症护理、心理护理、用药护理等，方法得当，措施有力，促进患者身心康复。

4. 开展健康指导　护理人员应宣传传染病基本知识，让患者及家属甚至广大人群知道传染病的流行过程，做好传染病预防工作。指导患者及家属遵守隔离和探视制度，正确进行家庭护理、自我保健和疫苗接种，对防治传染病有重要意义。

目标检测

一、选择题

A1/A2 型题

1. 下列哪项不可作为传染源
    A. 隐性感染患者　　　　　　　　B. 显性感染患者
    C. 病原携带者　　　　　　　　　D. 潜伏期感染患者
    E. 受感染的动物
2. 下列属于强制管理的传染病是

A. 艾滋病　　　　　　　　　　B. 鼠疫

C. 淋病　　　　　　　　　　　D. 狂犬病

E. 伤寒

3. 男，17 岁，学生，其父因"甲型病毒性肝炎"被隔离住院治疗，他想照顾父亲又怕被传染，适宜的处理办法是

A. 不能照顾　　　　　　　　　B. 穿好隔离衣后再照顾

C. 隔离病房外守候　　　　　　D. 接种甲型肝炎疫苗后再照顾

E. 肌肉注射丙种球蛋白或特异性高价免疫球蛋白后再照顾

4. 男，33 岁，5 天前外出旅游，今出现发烧、头痛、全身酸痛，轻度鼻塞，无流涕，怀疑患甲型 H1N1 流感，被传染病院隔离治疗，原因是

A. 不能外出　　　　　　　　　B. 有传染性

C. 甲型 H1N1 流感是甲类传染病　　D. 病情严重

E. 不能接触冷空气

5. 女，55 岁，企业职工，单位组织体检时被查出"乙型肝炎病毒携带者"，多年前因"呼吸道感染"经常到个体诊所用玻璃注射器"打针"，自己不知何时、何地、何种原因感染上乙型肝炎病毒，以下回答中恰当的是

A. 乙肝可以母婴传播，是母亲遗传的

B. 乙肝可以血液传播，是输血感染的

C. 乙肝可以体液传播，是性伴侣感染的

D. 是呼吸道感染引起的

E. 是通过不洁注射器传播的

6. 女，26 岁，2003 年"非典"流行期间因"发热、头痛、咳嗽"被接诊护士立即上报卫生行政主管部门，马上被强行隔离进行医学观察和治疗，后诊断为"普通感冒"康复出院，患者被强行隔离的原因主要是

A. "非典"死亡率高

B. "非典"是甲类传染病

C. "非典"是乙类传染病，但按甲类传染病管理

D. "非典"是丙类传染病

E. 医疗卫生部门违规操作

（李大权）

扫码"练一练"

第三章

流行性感冒患者的护理

学习目标

知识要点

1. 了解流行性感冒的病原学与发病机制。

2. 熟悉流行性感冒的护理问题。

3. 掌握流行性感冒的护理评估、护理措施和健康指导。

技能要点

1. 熟悉各型流感病毒的主要特点，理解流行性感冒的发病原理。

2. 能对流行性感冒患者进行完整的护理评估。

3. 能对流行性感冒患者实施正确的护理措施。

4. 能对流行性感冒患者、家属及广大群众进行健康指导。

案 例

患者，女，18岁，因"发热1天"到医院就诊。1天前患者出现畏寒、高热、乏力、头痛、全身酸痛，体温高达40℃，无腹痛、腹泻，无抽搐及意识障碍。体格检查：T 39.9℃，P 112次/分，R 23次/分，BP 100/70mmHg 神志清楚，精神尚可，急性面容，双肺呼吸音清，未闻及干湿性啰音。腹平软，无压痛及反跳痛。实验室检查：血常规显示白细胞计数 $5.8 \times 10^9/L$。咽部含漱液分离出流感病毒。

问题：

1. 患者当前最主要的护理问题是什么？

2. 接诊时你该如何护理？

3. 如何对广大人群进行预防指导？

流行性感冒（influenza）简称流感，是由流感病毒（influenza virus）引起的急性呼吸道传染病。主要通过空气飞沫传播，有潜伏期短、传染性强、传播速度快的特点。典型临床表现为急起高热、乏力、头痛及全身肌肉酸痛等中毒症状，而呼吸道症状轻微。老年人和慢性病患者可引起严重的并发症。

（一）病原学

流感病毒属正黏病毒科，是一种RNA病毒，呈丝状或球形，直径80～120nm，丝状长度可达 400nm。病毒由包膜、基质蛋白、核心组成。包膜中有两种重要的糖蛋白：血凝素（hemagglutinin，H）和神经氨酸酶（neuraminidase，N）。N 的主要作用是协助释放病毒颗粒，促其黏附至呼吸道上皮细胞，并促进病毒颗粒的播散，H 则在病毒进入宿主细胞过程中起重要作用。基质蛋白构成了病毒的外壳骨架，起到保护病毒核心并维系病毒空间结构的作用。核心包含病毒单股负链 RNA，具有特异性。

知识链接

甲型 H1N1 流感

简称甲流，原称人感染猪流感，为避免"猪流感"一词对人们的误导，2009 年 4 月 30 日世界卫生组织、联合国粮食及农业组织和世界动物卫生组织宣布，一致同意使用 H1N1 型流感指代疫情，并不再使用"猪流感"一词。H1N1 指代病毒表面的糖蛋白，H 代表血凝素，共有 1～16 个亚型（H1～H16），N 代表神经氨酸苷酶，共有 1～9 个亚型（N1～N9），此病毒 H 和 N 均是 1 型，因此称为 H1N1。中国卫生部门将人感染猪流感改称为甲型 H1N1 流感。

流感病毒根据感染对象不同分为人、马、猪及禽流感病毒等，其中人流感病毒根据核蛋白和基质蛋白 M_1 的抗原性分为甲、乙、丙三型（即 A、B、C 三型），三型间无交叉免疫。极易发生变异是流感病毒的最大特点，尤以甲型流感病毒最易发生抗原变异，H 和 N 抗原结构的改变可有效实现免疫逃逸。甲型传染性强，可感染人和多种动物，为人类流感的主要病原，常引起大流行。乙型、丙型的抗原性非常稳定。

流感病毒不耐热，100℃时 1 分钟或 56℃时 30 分钟可灭活，对常用消毒剂敏感（如 1% 甲醛、过氧乙酸、含氯消毒剂等），对紫外线敏感，耐低温和干燥，室温下传染性很快丧失，但在 0～4℃能存活数周，−70℃以下或冻干后能长期存活。

（二）发病机制与病理

流感病毒在人体内是否致病，取决于病毒和宿主间的作用。通常流感病毒依靠 H 与呼吸道表面纤毛上皮的特殊受体结合进入细胞进行复制，新的病毒颗粒在 N 的协助下不断被播散而继续感染其他细胞，受感染的细胞则发生变性、坏死和脱落，产生炎症反应，从而引起发热、头痛、肌肉酸痛等全身症状。单纯流感病变主要损伤呼吸道上部和中部黏膜，一般不破坏呼吸道的基底膜，不引起病毒血症。流感病毒也可感染外周血白细胞，导致白细胞趋化、吞噬作用及增值能力的缺陷，是流感容易继发细菌感染的机制之一。

病理表现主要为呼吸道纤毛上皮细胞呈簇状脱落，上皮细胞化生、固有层黏膜细胞充血、水肿等病理变化。病变越累及呼吸道远端，组织的病理反应越严重，可引起病毒性肺炎，严重者可见支气管黏膜坏死、肺水肿及毛细血管血栓形成。

【护理评估】

（一）流行病学资料

1. 传染源 患者和隐性感染者是本病的主要传染源。自潜伏期即有传染性，发病 3 天内传染性最强，传染期约 1 周，病毒可随鼻涕、口涎及痰液等分泌物排出。甲型流感可感染多种动物，因此动物可能成为重要的中间宿主和储存宿主。

2. 传播途径　主要通过空气飞沫经呼吸道传播，也可通过接触传播。病毒存在于患者或隐性感染者的呼吸道分泌物中，通过说话、打喷嚏或咳嗽等方式散播到空气中，易感者吸入后易感染。接触被病毒污染的手、食物、茶具或玩具等间接方式而感染也很常见。

考点提示

流行性感冒的主要传染源及传播途径

3. 人群易感性　人群普遍易感，感染后获得对同型病毒免疫力，但持续时间通常不超过1年，且各型和不同亚型之间无交叉免疫性，故可反复发病。病毒变异后，人群重新易感。

4. 流行特征　突然发生、迅速传播、发病率高、流行过程极短是其特点。好发于冬春季。大流行主要由甲型流感病毒引起，尤其当甲型出现新亚型时，人群普遍易感而发生大流行，一般2~3年发生一次小流行，10~15年发生一次大流行。乙型流感病毒多呈局部流行或散发，丙型一般只引起散发。

（二）身体状况

潜伏期通常为1~3天，最短数小时，最长4天。

1. 典型流感　以全身中毒症状为主，而呼吸道症状相对较轻。起病急，短时间内出现寒战、高热、头痛、全身酸痛、乏力等。可伴或不伴鼻塞、流涕、喷

考点提示

典型流感的临床表现

嚏、咽痛、干咳等呼吸道症状，部分患者可出现食欲不振、恶心、呕吐等消化道症状。查体可见结膜和咽部充血，肺部可闻及干啰音。病程通常4~7天，乏力和咳嗽症状可持续数周。

2. 轻型流感　急性起病，轻度至中度发热，全身症状及呼吸道症状轻。病程2~3天。

3. 肺炎型流感　多发生于婴幼儿、老年人、慢性病患者及免疫力低下者。病初症状类似典型流感，发病24小时后病情迅速加重，出现高热持续不退，剧烈咳嗽、咳血痰或脓性痰、呼吸困难及发绀，严重者伴有心、肝、肾衰竭。肺部听诊布满湿啰音和哮鸣音，但无肺部实变体征。患者多于5~10天内发生呼吸循环衰竭，预后较差。

4. 其他类型流感　胃肠型流感儿童多见，主要表现为恶心、呕吐、腹痛、腹泻等消化道症状，一般2~3天恢复。脑膜脑炎型流感可表现为意识障碍、脑膜刺激征阳性等神经系统症状和体征。若病变累及心肌或心包，则为心肌炎型和心包炎型。

5. 并发症

（1）细菌性呼吸道感染　为流感引起的呼吸系统主要并发症，如急性鼻窦炎、急性化脓性扁桃体炎、细菌性气管炎和支气管炎、细菌性肺炎等。

（2）肺外并发症　较少见，有中毒性休克、中毒性心肌炎、瑞氏（Reye）综合征等。

知识链接

瑞氏综合征

是由脏器脂肪浸润所引起的以脑水肿和肝功能障碍为特征的一组综合征。一般只发生于儿童，查体常发现肝大，无黄疸，脑脊液检查正常，其发病原因被认为与服用阿司匹林有关。

（三）心理－社会状况

患者常因发热、头痛及全身酸痛等出现情绪低落。病情加重，出现并发症时，可有精神紧张、焦虑甚至恐惧等心理反应。

（四）辅助检查

1. 血常规检查　白细胞总数减少，中性粒细胞可显著减少，淋巴细胞相对增多。合并细菌性感染时，白细胞总数和中性粒细胞增多。

2. 病原学检查

（1）病毒分离　将起病 3 天内患者的含漱液或上呼吸道分泌物接种于鸡胚或组织培养进行病毒分离，是确定诊断的重要依据。

（2）免疫荧光法检测抗原　取患者鼻洗液中的黏膜上皮涂片找包涵体，免疫荧光染色找流感病毒抗原。该检查具有灵敏度高、检测迅速的特点，有利于早期诊断。

（3）核酸检测　用反转录 PCR（RT－PCR）直接检测呼吸道分泌物中病毒 RNA，该方法敏感、快速，特异性高。

3. 血清免疫学检查　分别取发病初期和恢复期血清做补体结合试验或血凝抑制试验，若恢复期较发病初期抗体效价增高 4 倍及以上者可以确诊。该检查用时长，多作为回顾性诊断和流行病学调查。

4. 胸部 X 线检查　肺炎型可见到肺部散在絮状阴影，但无肺实变征象。

（五）治疗要点

1. 一般治疗　卧床休息，多饮水，保证机体充足的营养供应。密切观察和监测生命体征，严防并发症的发生。

2. 对症治疗　高热者予以解热镇痛药，必要时使用止咳祛痰药物。

3. 抗病毒治疗

（1）离子通道阻滞剂　金刚烷胺（amantadine）可阻断病毒吸附宿主细胞，抑制病毒复制。早期应用可减少病毒的排毒量，缩短排毒期和病程，但仅对甲型流感病毒有效，且易产生耐药性。

（2）神经氨酸酶抑制剂　奥司他韦（达菲）、扎那米韦主要通过抑制病毒释放而减少病毒传播，对甲型流感和乙型流感均有效。

4. 抗生素的应用　若无充分证据提示有细菌感染，一般无须使用抗生素，但应积极防治继发性细菌感染。如有下列情况可以考虑选用抗生素：①继发细菌感染；②抵抗力低下的婴幼儿、老年人，尤其是患慢性心、肺疾病患者；③有风湿病史等。

5. 中医中药治疗　辨证施治，以清热解毒、芳香化浊为主，效果较好。如金银花、黄芪、连翘等。

【护理问题】

1. 体温过高　与流感病毒感染有关。

2. 活动无耐力　与发热有关。

3. 气体交换受损　与病毒性肺炎或合并细菌性肺炎有关。

4. 潜在并发症　继发细菌性呼吸道感染、中毒性休克、中毒性心肌炎等。

【护理措施】

（一）一般护理

1. 隔离 流感确诊后要按照有关规定登记和上报，严格执行呼吸道隔离，隔离时间为1周或等主要症状消失。

2. 休息与活动 急性期应卧床休息，取舒适体位，协助患者做好生活护理。

3. 饮食护理 给予高热量、高蛋白、富含维生素的清淡流质或半流质饮食，避免摄入辛辣刺激食物。发热期多饮水，伴呕吐或严重腹泻者应遵医嘱适当增加静脉营养的供给。

（二）病情观察

密切观察患者生命体征的变化，尤其注意体温和呼吸变化情况，注意有无高热不退、咳嗽、咳痰、呼吸急促、发绀及血氧饱和度下降等情况。注意咳嗽的诱因、时间、性质、节律及音色，注意痰液的颜色、性质、黏稠度及肺部啰音等，及时发现感染征象，观察有无并发症出现。

（三）用药护理

注意观察药物疗效及不良反应，金刚烷胺对甲型流感有效，应及早用药，发病24小时内用药较佳，不良反应主要有头晕、失眠、共济失调等神经精神症状，老年人慎用，孕妇及癫痫患者禁用。奥司他韦对甲、乙型流感均有效，亦应及早服用，但1岁以下儿童不推荐使用。儿童忌服含阿司匹林成分的药物，以避免产生瑞氏综合征。

（四）对症护理

1. 高热 嘱患者卧床休息，监测体温，可用冰袋冷敷、温水或乙醇擦浴等物理方法降温，必要时遵医嘱应用药物降温。

2. 并发肺炎 协助患者取半卧位，予以吸氧，必要时吸痰，严重时用呼吸机辅助呼吸。

（五）心理护理

主动与患者交流，向患者及家属解释流感的特点、隔离的意义及疾病的预后，给予鼓励和耐心指导，消除其紧张、焦虑、悲观情绪，增强其战胜疾病的信心，积极配合治疗与护理。

【健康指导】

1. 疾病知识指导 向患者及家属解释流行性感冒的发病与流行特征，宣传流感的护理知识和自我保健知识，实施隔离和消毒的必要性。遵医嘱正确用药，不能随意增减、更换或停止用药。

2. 疾病预防指导 养成良好的卫生习惯，勤洗手，不随地吐痰，避免在人前咳嗽、打喷嚏。流感流行期间，应尽可能减少公众集会和集体娱乐活动，少去甚至不去拥挤、不卫生的公共场所和正在患类流感疾病者的家中。出门戴口罩。保持房间和公共场所清洁，室内每天用食醋熏蒸进行空气消毒或开窗通风换气。每年秋季对老年人、儿童、慢性病患者、应用免疫受抑制的人和易出现并发症的人等易感人群接种流感疫苗是预防流感的基本措施，接种疫苗可获得60%～90%的保护效果。

考点提示

流行性感冒的隔离时间

考点提示

疫苗接种是预防流感的基本措施

金刚烷胺对甲型流感、奥司他韦对甲乙型流感有一定的预防作用。

目 标 检 测

一、选择题

A1/A2 型题

1. 关于流感病毒下列哪项正确
    A. 分甲、乙、丙三型　　　　　　　B. 属副黏液病毒
    C. 甲型不变异　　　　　　　　　　D. 甲型仅感染人类
    E. 乙型及丙型可感染人类及多种动物

2. 关于流感的流行病学特征，下列哪项错误
    A. 主要经空气飞沫传播
    B. 动物亦能成为主要的储存宿主和中间宿主
    C. 流感患者及隐性感染者为主要传染源
    D. 乙型流感均为散发
    E. 甲型流感可引起大流行

3. 关于流感，下列哪项描述错误
    A. 由流感病毒引起　　　　　　　　B. 传染性强
    C. 上呼吸道症状重　　　　　　　　D. 发热及全身中毒症状重
    E. 发病 3 天内传染性最强

4. 流感确诊的主要依据是
    A. 发病季节
    B. 病毒分离
    C. 呼吸道症状轻微而全身中毒症状重
    D. 血常规检查
    E. 血凝抑制试验

5. 男，42 岁，因流行性感冒住院隔离治疗，护士对其进行健康指导的措施中哪项错误
    A. 遵医嘱用药　　　　　　　　　　B. 咳嗽、打喷嚏不要对着人
    C. 日常生活用品不会传播　　　　　D. 外出戴口罩
    E. 勤洗手，不随地吐痰

A3 /A4 型题

(6~7 题共用题干)

患者，女，25 岁。因畏寒、高热、头痛、全身酸痛无力 1 天，伴有轻微鼻塞、流涕和恶心入院。查：体温 39.8℃，呼吸 26 次/分，脉搏 96 次/分，血压 110/70mmHg。双肺可闻及干性啰音。

6. 该患者目前存在的主要护理问题是
    A. 头痛　　　　　　　　　　　　　B. 体温过高
    C. 活动无耐力　　　　　　　　　　D. 知识缺乏

E. 焦虑

7. 医嘱为呼吸道隔离，护士告知患者隔离期限为

A. 3 天　　　　　　　　　　　　　　B. 5 天

C. 7 天　　　　　　　　　　　　　　D. 9 天

E. 14 天

（周卫凤）

扫码"练一练"

病毒性肝炎患者的护理

学习目标

知识要点

1. 了解病毒性肝炎的病原学与发病机制。

2. 熟悉病毒性肝炎的护理问题。

3. 掌握病毒性肝炎的护理评估、护理措施和健康指导。

技能要点

1. 说出各型肝炎病毒的主要特点，了解病毒性肝炎的发病原理。

2. 能对病毒性肝炎患者进行完整的护理评估。

3. 能对病毒性肝炎患者实施正确的护理措施。

4. 能对病毒性肝炎患者、家属及广大群众进行健康指导。

案例

女，27岁，因"乏力、食欲不振、厌油、恶心、呕吐、腹胀1周"到医院就诊。体格检查：双眼巩膜轻度黄染，肝脏于右肋缘下2cm，剑突下3cm，质软，有压痛。实验室检查：ALT 278U/L，HBsAg（＋），HBeAg（＋）。

问题：

1. 该患者可能患了什么病？

2. "ALT 278U/L，HBsAg（＋），HBeAg（＋）"分别代表什么意思？

3. 接诊时你如何护理？

4. 你如何对该患者及其家人进行健康指导？

肝炎是由病毒、寄生虫或药物以及自身免疫等因素导致肝细胞发生的炎症。分为病毒性肝炎、酒精性肝炎、药物性肝炎、中毒性肝炎、自身免疫性肝炎、非酒精性脂肪性肝炎等。由于病毒性肝炎在人群中的发病率最高，且具有传染性，故下面仅讨论病毒性肝炎。

病毒性肝炎（viral hepatitis）是由多种肝炎病毒引起的，以肝脏损害为主的一组全身性传染病。目前按病原学明确分类的有甲型、乙型、丙型、丁型、戊型五型肝炎病毒。各型病毒性肝炎临床表现相似，以疲乏、食欲减退、厌油、肝脏肿大、肝功能异常为主，部分病例出现黄疸。庚型肝炎病毒（HGV/GBV－C）、输血传播病毒（TTV）和Sen病毒

（SENV）是否引起肝炎尚未有定论。

（一）病原学

甲型肝炎病毒（hepatitis A virus，HAV）属于微小 RNA 病毒科的嗜肝 RNA 病毒属，感染后在肝细胞内复制，随胆汁经肠道排出。HAV 直径 27～32nm，无包膜，由 32 个亚单位结构组成 20 面对称体颗粒，分为 7 个基因型（Ⅰ、Ⅱ、Ⅲ、Ⅶ型来自人类，Ⅳ、Ⅴ、Ⅵ型来自猿猴），目前我国已分离的 HAV 均为Ⅰ型。HAV 对外界抵抗力较强，耐酸碱，耐低温，对热、紫外线、氯、甲醛等敏感，100℃煮沸 5 分钟、紫外线照射 1 小时可灭活。

乙型肝炎病毒（hepatitis B virus，HBV）属于嗜肝 DNA 病毒科，在肝细胞内合成后释放入血。完整的 HBV 病毒（又名 Dane 颗粒）直径 42nm，分包膜和核心两部分，包膜含乙肝表面抗原（HBsAg）、糖蛋白与细胞脂

> 📖 **考点提示**
>
> HBV 抗原抗体系统

肪，核心部分含有环状双股 DNA、DNA 聚合酶（DNAP）、核心抗原（HBcAg），是病毒复制的主体。HBV 基因组易突变，影响血清学指标的检测，并与肝炎慢性化、肝衰竭、肝细胞癌的发生密切相关。HBV 抵抗力很强，对热、低温、干燥、紫外线及常见的消毒剂均能耐受，但 100℃煮沸 10 分钟、高压蒸汽消毒、2% 戊二醛、0.5% 过氧乙酸等可使之灭活。HBV 抗原抗体系统有：①HBsAg 与抗 HBs；②HBeAg 与抗 HBe；③HBcAg 与抗 HBc。HBV 的分子生物学标记为 HBV DNA 和 HBV DNAP。HBV 不但存在于血液中，还可存在于唾液、汗液、精液、阴道分泌物、乳汁等各种体液中。

丙型肝炎病毒（hepatitis C virus，HCV）属于黄病毒科丙型肝炎病毒属，直径 55nm，为线状单股正链 RNA 病毒，易发生变异，目前将 HCV 分为 6 个不同基因型。HCV 不易被机体清除，但对有机溶剂敏感，10% 氯仿、100℃煮沸 5 分钟、紫外线、甲醛（1∶1000）6 小时、高压蒸汽消毒等可使之灭活。HCV 抗原抗体系统有：①HCV Ag 与抗 HCV；②HCV RNA。

丁型肝炎病毒（hepatitis D virus，HDV）为一种缺陷的 RNA 病毒，在血液中由 HBsAg 包被，其复制、表达抗原及引起肝损害必须有 HBV 或其他嗜肝 DNA 病毒（如 WHV）的辅佐。但细胞核内的 HDV RNA 无须 HBV 的辅助能自行复制。HDV 的抗原抗体系统有：①HDV Ag；②HDV RNA。

戊型肝炎病毒（hepatitis E virus，HEV）为单股正链 RNA 病毒，感染后在肝细胞内复制，经胆道随粪便排出，发病早期可在感染者的粪便和血液中存在，HEV 碱性环境下较稳定，对高热、氯仿、氯化铯敏感。

（二）发病机制与病理

各型病毒性肝炎的发病机制尚未完全明了，目前认为 HAV 与 HEV 可能通过免疫介导（主要是细胞免疫）引起肝细胞损伤；HBV 并不直接引起肝细胞损伤，肝细胞损伤主要由病毒诱发的免疫反应引起，免疫反应既可清除病毒，也可导致肝细胞损伤，甚至诱导病毒变异。机体免疫反应不同，导致临床表现各异。当机体处于免疫耐受状态，不发生免疫应答，多成为无症状携带者；当机体免疫功能正常时，多表现为急性肝炎；当机体免疫功能低下时可导致慢性肝炎；重症肝炎（肝衰竭）的发生是基于机体处于超敏反应。乙型肝炎慢性化可能与免疫耐受、年龄、遗传有关，初次感染 HBV 的年龄越小，慢性携带率越高；HCV 引起肝细胞损伤的机制与 HCV 直接致病作用及免疫损伤有关，而 HCV 易慢性化的特

点可能与病毒的易变性、容易产生免疫耐受、对肝外细胞的泛嗜性、在血液中滴度低有关；复制状态下的 HDV 与肝损害关系密切，免疫应答可能是导致肝损害的主要原因。

各型肝炎的病理改变基本相同，主要为肝细胞肿胀、气球样变性或嗜酸性变性，可有点灶状或融合性坏死。慢性病例可见肝纤维增生形成纤维间隔（甲型和戊型肝炎无慢性改变）。肝衰竭可见肝细胞大量坏死。

【护理评估】

（一）流行病学资料

1. 传染源　①甲型肝炎和戊型肝炎的传染源主要是急性期患者和隐性感染者。自发病前 2 周至病后 2 ~ 4 周内的粪便均含有病原体，而以发病前 5 天至发病后 1 周传染性最强。②乙型、丙型、丁型肝炎的传染源主要是

> **考点提示**
> 各型病毒性肝炎的传染源

急、慢性患者和病毒携带者。病毒存在于患者的血液及各种体液中，急性患者自发病前 2 ~ 3 个月即开始具有传染性，并持续于整个急性期。慢性患者和病毒携带者作为传染源的意义最大。

2. 传播途径

（1）甲型肝炎和戊型肝炎主要经粪 – 口途径传播。粪便中排出的病毒通过污染手、水、玩具、苍蝇和食物等经口感染。水源和食物污染可致暴发流行。

（2）乙型、丙型、丁型肝炎的传播途径主要有：①血液、体液传播：如输血及血制品、注射（特别是不洁注射）、手术、针刺、共用剃刀和牙刷、血液透析、器官移植等，现已证实唾液、汗液、精液、阴道分泌物、

> **考点提示**
> 各型病毒性肝炎的传播途径

乳汁等体液中可含有 HBV。②母婴垂直传播，是乙型肝炎的一种重要传播方式，主要经胎盘、产道分娩、哺乳等方式传播。

3. 人群易感性　人类对各型肝炎普遍易感，各型之间无交叉免疫。①甲型肝炎：流行与居住条件、卫生习惯及指导程度有密切关系，以隐性感染为主，感染后机体可产生较稳固的终身免疫力。我国以初次接触 HAV 的

> **考点提示**
> 乙型肝炎病毒感染的高危人群

儿童最为易感。②乙型肝炎：婴幼儿是获得 HBV 感染的最危险时期，高危人群包括 HBsAg 阳性母亲的新生儿、HBsAg 阳性者的家属、反复输血及血制品者、血液透析患者、多个性伴侣者、静脉药瘾者、接触血液的医务工作者、职业献血员等。感染后或疫苗接种出现抗 HBs 者有免疫力。③丙型肝炎：人类对 HCV 普遍易感，感染后对不同病毒株无保护性免疫。④丁型肝炎：人类对 HDV 普遍易感。⑤戊型肝炎：普遍易感，以孕妇易感性较高，感染后免疫力不持久。

4. 流行特征　病毒性肝炎的分布遍及全世界，但在不同地区各型肝炎的感染率有较大差别。我国属于甲型及乙型肝炎的高发地区，但各地区人群感染率差别较大。甲型肝炎全年均可发病，而以秋冬季为发病高峰，戊型肝炎多发生在雨季，其他各型无明显季节性。

（二）身体状况

潜伏期：甲型肝炎的潜伏期为 5 ~ 45 天，一般是 30 天左右；乙型肝炎的潜伏期为 30 ~ 180 天，平均 90 天；丙型肝炎的潜伏期为 15 ~ 150 天，平均 40 天；丁型肝炎的潜伏期为

28～140 天，平均 30 天；戊型肝炎的潜伏期为 15～60 天，平均 40 天。

1. 症状 甲型和戊型肝炎主要表现为急性肝炎。乙型、丙型和丁型肝炎以慢性肝炎更常见。

（1）急性肝炎 分为急性黄疸型肝炎和急性无黄疸型肝炎。①急性黄疸型肝炎：临床经过阶段性较明显，可分三期。黄疸前期：甲、戊型肝炎起病较急，乙、丙、丁型起病较缓慢，主要症状有全身乏力、食欲减退、恶心、呕吐、厌油、腹胀、肝区疼痛、尿色加深等。持续 5～7 天。黄疸期：黄疸前期的症状逐渐好转，但尿液呈浓茶色，巩膜、皮肤黄染，1～3 周内黄疸达到高峰，部分患者有粪便颜色变浅、皮肤瘙痒、心动过缓等梗阻性黄疸的表现。持续 2～6 周。恢复期：症状逐渐消失，黄疸消退，肝、脾回缩，肝功能逐渐恢复正常。持续 1～2 个月。总病程 2～4 个月。②急性无黄疸型肝炎：除无黄疸外，其他临床表现与黄疸型相似。发病率高于黄疸型，起病较缓慢，症状相对较轻，恢复较快，病程多在 3 个月内，易被忽视而成为重要传染源。

直通护考

急性黄疸型肝炎黄疸前期最突出的表现是
A. 呼吸道症状　　　　B. 消化道症状
C. 泌尿道症状　　　　D. 神经系统症状
E. 血液系统症状
解析：急性黄疸型肝炎黄疸前期最突出的表现是消化道症状。选 B。

（2）慢性肝炎 急性肝炎病程超过半年，或原有的乙型、丙型、丁型肝炎或有 HBsAg 携带史因同一病原再次出现肝炎症状、体征及肝功异常者。部分患者发病日期不确定或无急性肝炎病史，但反复出现疲乏、厌食、恶心、肝区不适等症状。慢性乙型肝炎根据 HBeAg 状态分为：①HBeAg 阳性慢性乙型肝炎：血清 HBsAg、HBV DNA 和 HBeAg 阳性，抗－HBe 抗体阴性，ALT 持续或反复异常，或肝组织学检查有炎症病变。②HBeAg 阴性慢性乙型肝炎：血清 HBsAg、HBV DNA 阳性，HBeAg 阴性，抗－HBe 抗体阳性或阴性，ALT 持续或反复异常，或肝组织学检查有炎症病变。尚可根据实验室检查结果，将这两型慢性乙型肝炎进一步分为轻度、中度和重度。

1）轻度慢性肝炎：病情较轻，可反复出现疲乏、纳差、厌油、肝区不适、肝大伴轻压痛。部分患者无症状体征。肝功能 1 项或 2 项异常，病程迁延。

2）中度慢性肝炎：症状、体征和实验室检查介于轻度与重度之间。

3）重度慢性肝炎：有明显或持续出现的肝炎症状、体征，包括疲乏、纳差、厌油、腹胀、腹泻；面色灰暗、蜘蛛痣、肝掌或肝脾大。肝功能持续异常。

（3）重型肝炎 各型肝炎均可引起，预后差，病死率高。常见诱因有劳累、感染、饮酒、服用肝损害药物、妊娠等。①急性重型肝炎：起病急，病初类似急性黄疸型肝炎，病情进展迅速，10 天内迅速出现肝衰竭，表现为黄疸迅速加深、肝脏进行性缩小、有出血倾向、腹腔积液、肝臭、肝性脑病、肝肾综合征等。病程一般不超过 3 周。②亚急性重型肝炎：发病 10 天后出现急性重型肝炎的表现，腹腔积液较为明显，病程多在 3 周至数月，易转化为肝硬化。出现肝肾综合征时预后差。③慢性重型肝炎：在慢性肝炎或肝硬化的基础上出现急性重型肝炎的表现。预后差，病死率高。

（4）淤胆型肝炎 分急性淤胆型肝炎和慢性淤胆型肝炎两类。主要表现：黄疸深，消化道症状轻，伴有皮肤瘙痒，大便颜色变浅，肝大明显。肝功能检查血清胆红素明显升高，以直接胆红素为主。

考点提示

重型肝炎的常见诱因及表现

（5）肝炎后肝硬化 在肝炎基础上发展为肝硬化，表现为肝功能异常和门静脉高压症。

2. 体征

（1）急性肝炎 皮肤巩膜可有黄染，肝脏肿大，有压痛和叩击痛。

（2）慢性肝炎 肝脏肿大，可有不同程度的黄疸，伴蜘蛛痣、肝掌，脾呈进行性肿大。

（3）重型肝炎 黄疸进行性加深，肝脏缩小，有肝臭、腹腔积液及皮肤瘀点、瘀斑等。

（三）心理－社会状况

患者因住院治疗担心影响工作、学业和生活；因疾病反复、久治不愈而产生悲观、消极、怨恨、愤怒等情绪；因隔离治疗和疾病的传染性限制了社交而情绪低落、悲观；病情严重者可出现恐惧和绝望心理。

（四）辅助检查

1. 血液检查 白细胞总数正常或稍低，淋巴细胞相对增多。重症肝炎时白细胞总数及中性粒细胞均可增高。血小板在部分慢性肝炎患者中可减少。

2. 肝功能试验 肝功能试验种类甚多，应根据具体情况选择进行。

（1）血和尿液胆红素监测 黄疸型肝炎时血清结合胆红素与非结合胆红素升高，尿胆红素、尿胆原及尿胆素均阳性。淤胆型肝炎以血清结合胆红素升高为主，尿胆红素阳性、尿胆原阴性。

（2）血清酶测定 常用者有丙氨酸氨基转移酶（ALT）及天门冬氨酸氨基转移酶（AST）。ALT在肝细胞损伤时释放入血，是目前临床上反映肝细胞功能的最常用指标。急性肝炎时ALT明显升高，AST/ALT常小于1。慢性肝炎时ALT轻度至中度升高或反复异常，AST/ALT常大于1。重型肝炎时因大量肝细胞坏死，ALT随黄疸加深反而迅速下降，称为胆－酶分离，提示肝细胞大量坏死。部分患者碱性磷酸酶（ALP）、谷氨酰转肽酶（γ－GT）、乳酸脱氢酶（LDH）也升高。其中，胆碱酯酶（CHE）由肝细胞合成，其活性降低提示肝细胞有明显损伤，其值越低、病情越重。

（3）血浆胆固醇测定 肝细胞损害时，血浆总胆固醇减少，梗阻性黄疸时，胆固醇增加。胆固醇、胆固醇酯、胆碱酯酶明显下降，提示预后不良。

（4）血清蛋白 慢性肝炎时可出现白蛋白下降，球蛋白升高，白蛋白/球蛋白比值下降或倒置。

（5）凝血酶原活动度（PTA）检查 PTA高低与肝损害程度成反比，<40%是诊断重型肝炎或肝衰竭的重要依据，也是判断预后的最敏感的实验室指标。

3. 血清免疫学检查

（1）甲型肝炎 血清抗－HAV IgM阳性提示近期有HAV感染，是早期诊断甲型肝炎最简便而可靠的指标；血清抗－HAV IgG属于保护性抗体，是过去感染病史和具有免疫力的标志。

（2）乙型肝炎 ①HBsAg与抗－HBs：HBsAg阳性反映现症HBV感染；抗－HBs为保

护性抗体,阳性表示对 HBV 有免疫力,见于乙型肝炎的恢复期、乙肝疫苗接种后或既往感染者。②HBeAg 与抗－HBe:HBeAg 阳性提示 HBV 复制活跃,乙型肝炎处于活动期,传染性强,持续阳性易转为慢性,转阴提示病毒复制停止;抗－HBe 阳性提示 HBV 大部分被消除,复制减少,传染性降低,如在急性期出现,易发展为慢性肝炎,在慢性活动性肝炎出现阳性则易进展为肝硬化。③HBcAg 与抗－HBc:HBcAg 阳性提示病毒处于复制状态,有传染性;抗－HBc 阳性与滴度高低有关:高滴度抗－HBc IgM 可早期诊断或提示慢性乙型肝炎急性发作,高滴度抗－HBc IgG 表示现症感染,低滴度抗－HBc IgG 表示过去感染。④HBV DNA 和 DNAP 是病毒复制和传染性的直接标志,是反映 HBV 感染最直接、最特异和最灵敏的指标。

(3)丙型肝炎 HCV－RNA 阳性提示有 HCV 病毒感染,治愈后很快消失;抗－HCV IgM 阳性提示丙型肝炎急性期,高效价的抗－HCV IgG 阳性提示 HCV 现症感染,低效价则提示处于恢复期。

考点提示
各型肝炎标志物阳性的临床意义

(4)丁型肝炎 血清或肝组织中 HDV Ag 和 HDV RNA 阳性有确诊意义;抗－HDV IgM 是现症感染的标志,高滴度的抗－HDV IgG 提示丁型肝炎慢性化,低滴度则提示感染静止或终止。

(5)戊型肝炎 粪便和血液中 HEV RNA 阳性可明确诊断;抗－HEV IgM 和抗－HEV IgG 阳性均可作为近期 HEV 感染的标志(抗－HEV IgG 持续时间不超过 1 年)。

直通护考

女,26 岁,既往体健,体检时肝功能正常,抗－HBs 阳性,HBV 其他血清病毒标志物均阴性。自己很担心患上乙型肝炎,护士应告知患者其此时的状况是
A. 乙型肝炎但病情稳定　　　B. 乙型肝炎且有传染性
C. 乙型肝炎病毒携带状态　　D. 对乙型肝炎病毒具有免疫力
E. 处于乙型肝炎恢复期
解析:抗－HBs 是保护性抗体,单纯抗－HBs 阳性,而其他血清病毒标志物均阴性,说明患者此时的状态是对乙型肝炎病毒具有免疫力。选 D。

(五)治疗要点
病毒性肝炎目前尚无特效治疗方法,原则上以充足的休息、营养为主,辅以适当的药物治疗,避免饮酒、过于疲劳和使用损害肝脏的药物,采取综合治疗措施。不同类型肝炎的治疗侧重点不同。

1. 急性肝炎 以一般治疗和对症、支持治疗为主,强调早期卧床休息,急性期应隔离,辅以适当的护肝药物如维生素、葡醛内酯(肝泰乐)等,药物不宜过多,以免加重肝脏负担。除急性丙型肝炎应早期应用干扰素抗病毒治疗外,一般不主张抗病毒治疗。

2. 慢性肝炎 除了适当休息和营养外,还需要保肝、免疫调节、抗病毒、对症及防止肝纤维化和癌变等综合治疗。①一般保肝和支持疗法:补充 B 族维生素;肌苷、ATP、辅酶 A 等促进能量代谢;还原型谷胱甘肽或葡醛内酯促进解毒;复方氨基酸注射液促进蛋白代谢;改善微循环等。②应用降转氨酶药物:五味子类药物、垂盆草冲剂等。③应用调控

免疫药物：胸腺肽、转移因子、猪苓多糖等。④应用抗病毒药物：干扰素；核苷类似物如拉米夫定、恩替卡韦、替比夫定等；核苷酸类似物如阿德福韦酯、替诺福韦等。

知识链接

人工肝支持系统（artificial liver support systems，ALSS）

简称人工肝，是借助体外装置，暂时和部分替代肝脏功能，从而协助治疗肝功能不全等相关疾病的方法，能为肝细胞再生及肝功能恢复创造条件或等待机会进行肝移植。分为非生物型、生物型和混合型三类。非生物型人工肝只能帮助肝病患者的意识恢复，但并不能提高其生存率。生物型人工肝可以比较全面地发挥肝脏解毒、生物合成和分泌代谢等功能，是人工肝未来的发展方向，预计将成为治疗重症肝炎和肝衰竭的重要手段。

3. 重型肝炎 以支持、对症治疗为基础，促进肝细胞再生，预防和治疗并发症，有条件者可采用人工肝支持系统，争取肝移植。

【护理问题】

1. 活动无耐力 与肝功能受损、能量代谢障碍有关。

2. 营养失调：低于机体需要量 与食欲下降、呕吐、腹泻、消化和吸收功能障碍有关。

3. 焦虑 与隔离治疗、病情反复、久治不愈、担心预后有关。

4. 潜在并发症 肝硬化、肝性脑病、出血、感染、肝肾综合征。

【护理措施】

（一）一般护理

1. 隔离 甲、戊型肝炎自发病之日起实行消化道隔离3周，急性乙型肝炎实行血液（体液）隔离至 HBsAg 转阴，慢性乙型肝炎和慢性丙型肝炎按病毒携带者管理。

2. 休息与活动 各种类型的肝炎患者在急性期或活动期均应卧床休息，以减轻肝脏负担，缓解肝淤血，利于肝细胞的修复。待症状好转、黄疸减轻、肝功能改善后，逐步增加活动量，活动以不感疲劳为度。同时应保持病室整洁，温湿度适宜，创造良好的休息环境。

3. 饮食护理 合理的饮食可以改善患者的营养状况，促进肝细胞再生和修复，有利于肝功能恢复。① 急性肝炎：急性期进食清淡、易消化、富含维生素的流质饮食，多食新鲜蔬菜和水果，保证足够热量，待食欲好

考点提示

病毒性肝炎饮食护理特点

转后逐步恢复普通饮食。适当限制脂肪的摄入，腹胀时应减少牛奶、豆制品等产气食品的摄入。可遵医嘱静脉补充葡萄糖、脂肪乳和维生素，少食多餐，避免暴饮暴食。② 慢性肝炎：应选易消化、富含维生素、矿物质的新鲜瓜果、蔬菜、适量瘦肉、鱼等。可适当的高蛋白、高热量，但避免长期摄入高糖、高热量饮食和饮酒。③重型肝炎：宜进食低盐、低脂、高热量、高维生素易消化的饮食，有肝性脑病倾向者应限制或禁止蛋白质摄入。

（二）病情观察

观察患者症状、体征和神志的变化，有无并发症的早期表现和危险因素；留意患者的情绪反应，一旦发现病情变化，及时报告医生，积极配合处理。

扫码"看一看"

（三）用药护理

遵医嘱用药，注意观察药物疗效和不良反应，嘱患者一定要按医嘱用药，不可自行停药或加量。干扰素的不良反应较多，使用前应向患者及家属解释使用干扰素治疗的目的、意义和可能出现的不良反应。常见的不良反应有：①发热反应（类流感综合征）：一般在最初 3~5 次注射时发生，以第一次注射后的 2~3 小时最明显，可伴有头痛、肌肉骨骼酸痛、疲乏无力等，反应随治疗次数增加而不断减轻。发热时嘱患者多饮水，卧床休息，必要时对症处理。②骨髓抑制：可表现为白细胞及血小板计数减少，一般经停药后可自行恢复。若白细胞 $>3\times10^9/L$ 应坚持治疗，可遵医嘱用升白细胞药物；若白细胞 $<3\times10^9/L$ 或中性粒细胞 $<1.5\times10^9/L$ 或血小板 $<40\times10^9/L$ 应停药。③失眠、轻度皮疹、脱发：停药后可恢复。④其他：胃肠道症状、肝功能损害、神经精神症状等，对症处理，严重时停药。

（四）心理护理

护士应向患者及家属解释疾病的特点、隔离的意义和预后，消除患者因久病不愈而产生的紧张、焦虑、悲观情绪，多讲解肝炎的一般知识，使患者对自己的疾病有较全面的认识，正确对待疾病，保持心理平衡，消除思想顾虑，保持乐观情绪，增强治疗的信心，积极配合治疗与护理。

【健康指导】

1. 疾病知识指导　向患者及家属进行健康指导，使其对病毒性肝炎有一定的了解，强调家庭护理和自我保健。①生活指导：生活规律、劳逸结合，恢复期患者可适当进行体力活动如散步、打太极拳等，肝功

> **考点提示**
> 病毒性肝炎的疾病知识指导要点

能恢复正常 1~3 个月后可恢复日常活动及工作，但应避免过于劳累和重体力活动。②饮食指导：加强营养，适当增加蛋白质摄入，但要避免长期高热量、高脂肪饮食，戒烟酒。③用药指导：严格遵医嘱用药，不滥用保肝药物和其他药物，不能自行增减或停药。④隔离指导：实施适当的家庭隔离，患者的食具、用具、洗漱用品、美容美发用品（如剃须刀）等应专用，患者的排泄物、分泌物可用 3% 漂白粉消毒后弃去，防止污染环境。⑤病情监测：急性肝炎患者出院后第 1 个月复查 1 次，以后每 1~2 个月复查 1 次，半年后每 3 个月复查 1 次，定期复查 1~2 年。慢性肝炎患者定期复查肝功能、病毒血清学指标、肝脏 B 超和与肝纤维化有关的指标，以指导调整治疗方案。⑥工作指导：出院后定期复查，HBsAg、HBeAg、HBV－DNA、HCV－RNA 中任何一项及以上阳性者应禁止献血和从事托幼保育、餐饮业工作。

2. 疾病预防指导　甲型和戊型肝炎主要是消化道传播，应重点加强粪便管理，保护水源，严格饮用水的消毒，做好食品卫生和食具消毒，注重个人卫生，防止"病从口入"。乙型、丙型、丁型肝炎的预防重点是防止血液和体液传播，凡接受输血、应用血制品、大手术及与 HBsAg 阳性的人有体液密切接触者，均应定期检测肝功能及肝炎病毒标志物。重复使用的医疗器械消毒要严格，接触患者后用肥皂和流动水洗手。对受到血液及体液污染的物品应严格消毒处理。若性伴侣为 HBsAg 阳性者，应接种乙肝疫苗或使用安全套。

知识链接

意外针刺伤后的防护措施

护理乙肝患者过程中发生意外针刺伤时，应立即挤出少量血液，以流动水冲洗，再用碘酊、乙醇消毒后包扎伤口，尽早注射乙肝免疫球蛋白（HBIG），并抽血查 HBsAg 与抗 – HBs，如两者均阴性，2 周后再接种乙肝疫苗，并随访观察半年。

3. 易感人群指导　甲型肝炎易感者可接种甲型肝炎疫苗，接触者可在 10 天内（时间越早越好）注射人丙种球蛋白以防止发病。HBsAg 阳性的配偶、医护人员、血液透析者等 HBsAg 和抗 – HBs 均阴性的易感人群及未受

考点提示

乙型肝炎疫苗的接种对象及程序

HBV 感染的对象可接种乙型肝炎疫苗。现普遍采用 0、1 个月、6 个月接种程序。HBV 感染母亲的新生儿出生后立即注射乙肝免疫球蛋白（HBIG），3 天后接种乙肝疫苗，出生后 1 个月、6 个月时分别重复注射 1 次，保护率达 95% 以上。新生儿在出生 12 小时内注射 HBIG 和乙肝疫苗后，可接受 HBsAg 阳性母亲的哺乳。接种乙型肝炎疫苗已成为我国预防和控制乙型肝炎流行的最关键措施。

目标检测

一、选择题

A1/A2 型题

1. 我国慢性肝炎主要为
   A. 甲型肝炎　　　　　　　　　B. 乙型肝炎
   C. 丙型肝炎　　　　　　　　　D. 丁型肝炎
   E. 戊型肝炎

2. 下列哪种肝炎病毒属于缺陷病毒
   A. 甲型肝炎病毒　　　　　　　B. 乙型肝炎病毒
   C. 丙型肝炎病毒　　　　　　　D. 丁型肝炎病毒
   E. 戊型肝炎病毒

3. 女，25 岁，因乏力、纳差、厌油 3 天入院。查：双眼巩膜黄染，肝脏于右肋下 3cm，剑突下 4cm，压痛。入院后 2 天全身皮肤黏膜黄染明显，肝脏于右肋下 1 cm，剑突下 2cm，怀疑重症肝炎。下列哪项不是急性重型肝炎的特点
   A. 起病急，病初类似急性黄疸型肝炎
   B. 病情进展迅速，10 天内迅速出现肝衰竭
   C. 黄疸迅速加深、肝脏进行性缩小
   D. 出血倾向、肝臭、肝性脑病
   E. 蜘蛛痣、肝掌

4. 男，38 岁，因乏力、厌油、黄疸 2 周入院。查：肝脏肿大伴压痛，血 HBsAg（+），

HBeAg（+），抗-HBcAg（+），诊断为乙型病毒性肝炎。患者询问哪些途径可传播乙型肝炎病毒

    A. 分娩和哺乳   B. 共用牙刷、剃须刀

    C. 输血、血浆及血液制品   D. 性接触

    E. 以上均可

5. 男，28岁，因乏力、厌油、腹胀到医院就诊，体格检查发现肝脏肿大伴压痛。实验室检查：ALT 320 U/L，HBsAg（+），HBeAg（+）。关于 HBeAg（+），下列描述正确的是

    A. 提示 HBV 大部分被消除，复制减少，传染性降低

    B. 提示慢性乙型肝炎急性发作

    C. 表示过去感染，易进展为肝硬化

    D. 提示 HBV 复制活跃，乙型肝炎处于活动期，传染性强

    E. 为保护性抗原，表示对 HBV 有免疫力

6. 女，28岁，已婚。因乏力、食欲不振、厌油10天入院。查血 HBsAg（+），HBeAg（+），诊断为乙型病毒性肝炎。患者询问接种乙肝疫苗的有关知识，护士回答中下列哪项不正确

    A. 乙肝患者接种乙肝疫苗后有利于肝功能的恢复

    B. 接种乙型肝炎疫苗已成为我国预防和控制乙型肝炎流行的最关键措施

    C. 凡是正常人群未受 HBV 感染时均可接种

    D. HBsAg 和抗-HBs 均阴性的对象均可接种

    E. HBsAg 阳性者的配偶未感染乙肝病毒的可接种

7. 女，25岁，幼儿园教师。因乏力、食欲不振、厌油入院。诊断为急性乙型病毒性肝炎，经治疗后症状消失，准备出院上班。护士的有关解释中下列哪项不正确

    A. HBsAg 阳性者不能当幼儿园教师

    B. 抗-HBs 阳性者不能当幼儿园教师

    C. HBV-DNA 阳性者不能当幼儿园教师

    D. HCV-RNA 阳性者不能当幼儿园教师

    E. HBeAg 阳性者不能当幼儿园教师

8. 男，36岁，因乏力、厌油、呕吐、腹胀1周入院，诊断为急性乙型病毒性肝炎，护士在指导饮食护理时下列哪项不正确

    A. 急性期进食清淡、易消化、富含维生素的流质饮食

    B. 多食新鲜蔬菜和水果

    C. 腹胀时以牛奶摄入为主

    D. 适当限制脂肪的摄入

    E. 少食多餐，避免暴饮暴食

A3/A4 型题

（9~10题共用题干）

男，33岁，因乏力、纳差、厌油、恶心、呕吐、腹胀4天来诊，尿呈茶色。体格检查：双眼巩膜明显黄染，皮肤黏膜轻度黄染，肝脏于右肋缘下2cm，剑突下3cm，质地软，压痛。实验室检查：ALT 310 U/L，HBsAg（-），抗-HAV IgM（+）。

9. 该患者可能患了下列哪种疾病

　　A. 甲型病毒性肝炎　　　　　　B. 乙型病毒性肝炎

　　C. 丙型病毒性肝炎　　　　　　D. 丁型病毒性肝炎

　　E. 戊型病毒性肝炎

10. 护士应采取的主要隔离方法是

　　A. 呼吸道隔离　　　　　　　　B. 消化道隔离

　　C. 血液隔离　　　　　　　　　D. 体液隔离

　　E. 血制品隔离

（李大权）

扫码"练一练"

第五章

流行性乙型脑炎患者的护理

学习目标

知识要点

1. 了解流行性乙型脑炎的病原学与发病机制。

2. 熟悉流行性乙型脑炎的护理问题。

3. 掌握流行性乙型脑炎的护理评估、护理措施和健康指导。

技能要点

1. 能对乙型脑炎患者进行完整的护理评估。

2. 能对乙型脑炎患者实施正确的护理。

3. 能对乙型脑炎患者、家属及广大群众进行健康指导。

案例

女，5岁，因"高热24小时，间断抽搐1小时"入院。24小时前出现发热，T 39.1℃，呕吐5次，呕吐物为胃内容物，1小时前突然出现抽搐、两眼上翻、牙关紧闭，时间持续约2分钟，之后意识不清，急诊入院。查体：T 40.5℃，P 138次/分，R 28次/分，BP 90/60mmHg，浅昏迷，双瞳孔等大等圆，对光反射迟钝，病理反射阳性，颈项强直，克氏征阳性，肺（－）、腹（－）。实验室检查：血常规WBC 4.2×10^9/L，脑脊液检查：压力升高，外观澄清，WBC 75×10^6/L，蛋白轻度增加，糖、氯化物正常。

问题：

1. 该患儿可能发生了什么？

2. 主要的护理问题有哪些？如何护理？

3. 如何对该患儿及其家属进行健康指导？

流行性乙型脑炎（epidemic encephalitis B）简称乙脑，是由乙型脑炎病毒引起、由蚊虫传播、以脑实质炎症为主要病变的中枢神经系统急性传染病。以高热、意识障碍、抽搐、病理反射和脑膜刺激征为临床特征。重症患者伴中枢性呼吸衰竭。该病病死率和致残率高，是威胁人群，特别是儿童健康的主要传染病之一。

（一）病原学

乙型脑炎病毒简称乙脑病毒，属虫媒病毒B组黄病毒科，呈球形，有包膜，其基因为单股正链 RNA，包被于病毒核衣壳中。外包膜中有糖基化蛋白 E 和非糖基化蛋白 M，E 蛋白是主要抗原成分，具有特异性中和以及血凝抑制抗原决定簇。乙脑病毒能寄生在人或动物的细胞内，尤其适宜在神经细胞内生长繁殖，因此又称嗜神经病毒。乙脑病毒的抵抗力不强，不耐热，加热至 100℃ 2 分钟或 56℃ 30 分钟即可灭活。对各种常用消毒剂敏感，但耐干燥和低温。病毒抗原性稳定，人与动物感染后，可产生补体结合抗体、中和抗体和血凝抑制抗体，检测这些抗体有助于临床诊断和流行病学研究。

（二）发病机制与病理

感染乙脑病毒的蚊虫叮咬人体后，在单核 - 吞噬细胞系统内繁殖并进入血液循环形成病毒血症。发病与否，取决于病毒的数量、毒力和机体的免疫功能。机体免疫力较强时，病毒不侵入中枢神经系统，一般只形成短暂的病毒血症，成为隐性感染者或轻型病例，并可获得终身免疫力。当侵入病毒数量多、毒力强，机体免疫功能低下时，血液中的乙脑病毒可迅速侵入中枢神经系统引起脑实质的广泛炎症损害。血 - 脑屏障功能低下时，病毒更易侵入中枢神经系统。乙脑病毒对脑组织的损伤机制与病毒对神经组织的直接侵袭致细胞凋亡、脂质过氧化及免疫损伤有关。

乙脑的病变范围广，可累及整个中枢神经系统灰质，但以大脑皮质及基底核、视丘最为严重，脊髓的病变最轻。肉眼可见软脑膜充血、水肿、出血。镜检可见：①神经细胞变性、坏死。②软化灶形成：形成大小不等的镂空筛网状软化灶，具有特征性。③血管变化和炎症反应。④胶质细胞增生形成胶质小结。

【护理评估】

（一）流行病学资料

1. 传染源　乙脑是人畜共患的自然疫源性疾病，人和猪、马、牛、羊、鸡、鸭、鹅等 60 多种动物都可感染乙脑病毒。人和动物感染后发生病毒血症，成为传染源。由于人感染后血液中病毒含量少，病毒血症期短，故不是主要的传染源；而动物尤其是猪的饲养面广、更新快、感染后血中病毒含量大，病毒血症期长，是本病的主要传染源，其中幼猪的感染率可高达 100%。乙脑病毒在人群流行前 1~2 个月往往先在动物间流行，因此，检查猪的感染率，可预测当年乙脑在人群中的流行强度。

2. 传播途径　主要通过蚊虫叮咬传播。库蚊、伊蚊和按蚊中的某些种类均能传播本病，但以三带喙库蚊为主要传播媒介。蚊虫叮咬宿主后，乙型脑炎病毒进入蚊虫体内繁殖，随后移行入唾液腺，大量分泌到唾液中，叮咬易感宿主时可导致传播。由于蚊可携带病毒过冬，并经卵传代，为重要储存宿主。

> **考点提示**
> 乙脑的主要传染源、主要传播途径

3. 易感人群　人群普遍易感，但大多数为隐性感染，隐性感染与显性感染之比为（300~2000）:1，感染后可获得较持久的免疫力。因为婴儿可获得胎传抗体，成人常经历隐性感染而获得免疫力，通常流行区以 10 岁以下的儿童发病较多，以 2~6 岁发病率最高。近年来由于疫苗广泛接种，儿童发病率有所下降，但成人和老年人发病比例相对增高。

4. 流行特征　本病流行于亚洲东部的热带、亚热带及温带地区。我国多数地区有本病流行。在亚热带及温带地区具有严格的季节性，我国主要流行于夏秋季，80%~90% 的病例发生在 7、8、9 三个月内。发病率与

> **考点提示**
> 乙脑的易感人群、流行季节

扫码"看一看"

气温、雨量和蚊虫孳生密度高峰有关。

（二）身体状况

潜伏期4~21天，一般为10~14天。

1. 典型表现　典型的临床经过分为3期：

（1）初期　为病初的1~3天。起病急，体温在1~2天内升高，可至39~40℃，伴有头痛、恶心、呕吐和嗜睡。此期神经系统症状及体征常不明显而被误为上感，少数患者出现神志淡漠和颈项轻度抵抗感。

（2）极期　病程的4~10天，此期患者除全身毒血症状加重外，突出表现为脑实质受损症状。

> **考点提示**
>
> 乙脑极期的典型表现

1）高热　乙脑必有的症状，体温可高达40℃以上。发热程度越高，持续时间越长，病情越重。热期一般持续7~10天，重者可长达3周。

2）意识障碍　乙脑的主要症状。可有不同程度的意识障碍，如嗜睡、谵妄、昏迷等。可持续1周，重者可长达4周，意识障碍程度越深，持续时间越长，病情越重，预后越差。

3）抽搐或惊厥　发生率40%~60%，高热、缺氧及脑水肿等所致，多见于病程的第2~5天，是病情严重的表现。轻者仅见于面部、手足局部抽搐，重者肢体呈痉挛抽搐，甚至全身强直性抽搐。频繁抽搐可加重缺氧和脑实质受损，导致呼吸衰竭。

4）呼吸衰竭　多发生在重型病例，是乙脑最严重的表现。因脑实质炎症、缺氧、脑水肿、脑疝、低血钠脑病等引起中枢性呼吸衰竭，其中以脑实质病变为主要原因。延脑呼吸中枢发生病变时，可迅速出现中枢性呼吸衰竭，表现为呼吸节律不规则及幅度不均，如双吸气、叹息样呼吸、中枢性换气过度、呼吸暂停、潮氏呼吸、下颌呼吸等，最后呼吸停止。

高热、抽搐和呼吸衰竭是乙脑极期的严重症状，三者之间相互影响，可形成恶性循环，其中呼吸衰竭是本病的主要死亡原因。

5）神经系统症状和体征　多在病程10天内出现，第2周后就很少出现新的神经系统表现。常有浅反射消失或减弱，深反射先亢进后消失，病理征阳性，常出现脑膜刺激征。婴幼儿多无脑膜刺激征，但常有前囟隆起。深昏迷者可有膀胱和直肠麻痹，表现为大小便失禁或尿潴留，与自主神经受累有关。昏迷患者尚可有肢体强直性瘫痪，偏瘫较单瘫多见，或全瘫，伴肌张力增高。

6）脑水肿及颅内压增高　重症患者可有不同程度的脑水肿，引起颅内压增高。轻者表现为面色苍白，剧烈头痛，频繁呕吐，惊厥，血压升高，脉搏先加速后减慢，重者反复或持续惊厥，肌张力增高，过高热，意识障碍迅速加深，瞳孔忽大忽小或双侧不对称、对光反射迟钝，甚至发生脑疝，最终死于呼吸、循环衰竭。

7）循环衰竭　少见，表现为血压下降、脉搏细速、休克和胃肠道出血。

（3）恢复期　极期过后，体温逐渐下降，精神神经症状逐渐好转，一般于2周左右可完全恢复正常。重症患者可有痴呆、失语、多汗、四肢强直等恢复期症状，经积极治疗后多于6个月内恢复。

（4）后遗症期　少数重症患者6个月后仍有精神神经症状，称为后遗症。主要有失语，其次肢体强直性瘫痪、扭转痉挛、挛缩畸形、吞咽困难、舞蹈样运动和癫痫发作等。也可有自主神经功能失调，表现为多汗和中枢性发热等。精神方面的后遗症有痴呆、精神异常、性格改变和记忆力减退等。发生率为 5% ～ 20%，经治疗后可有不同程度的恢复。

直通护考

患者被确诊为乙脑，住院第三日血压明显升高，瞳孔大小不等，颈强直，有呼吸暂停，应首先采取哪项急救措施

  A. 糖皮质激素 B. 镇痉 C. 呋塞米

  D. 吸氧 E. 20% 甘露醇

解析：患者出现血压明显升高，瞳孔大小不等，颈强直等提示患者出现脑疝，应立即用 20% 甘露醇脱水，降低颅内压。选 E。

2. 临床分型

（1）轻型　体温在 39℃ 以下，神志清楚，可有轻度嗜睡，无抽搐，头痛及呕吐不严重，脑膜刺激征不明显。多在 1 周内恢复。

（2）普通型　体温在 39 ～ 40℃ 之间，有意识障碍如昏睡或浅昏迷，头痛、呕吐、脑膜刺激征明显，偶有抽搐，病理征可阳性。病程为 7 ～ 14 天，多无恢复期症状。

（3）重型　体温持续在 40℃ 以上，昏迷，反射或持续性抽搐，瞳孔缩小，浅反射消失，深反射先亢进后消失，病理征阳性，常有神经系统定位症状和体征。可出现肢体瘫痪和呼吸衰竭。病程多在 2 周以上，常有恢复期症状，部分患者可有后遗症。

（4）极重型　起病急骤，体温于 1 ～ 2 天内升至 40℃ 以上，反复或持续性强烈抽搐，伴深度昏迷，迅速出现中枢性呼吸衰竭及脑疝，病死率高，患者多在极期中死亡，幸存者常留有严重后遗症。

3. 并发症　发生率约 10%，以支气管肺炎最常见，多因昏迷患者呼吸道分泌物不易咳出或应用人工呼吸器后所致。其次为肺不张、败血症、尿路感染、压疮等。重型患者可因应激性溃疡而致消化道大出血。

（三）心理 - 社会状况

因起病突然、症状明显、担心病情恶化，家属常出现紧张、焦虑不安、急躁等不良情绪；疾病后期因出现功能障碍或后遗症患者可产生消极、悲观等抑郁情绪。

（四）辅助检查

1. 血常规　白细胞总数增高，常为 $(10 ～ 20) \times 10^9/L$，中性粒细胞达 80% 以上。

2. 脑脊液检查　外观无色透明或微浑，压力增高，白细胞计数多为 $(50 ～ 500) \times 10^6/L$，个别病例可达 $1000 \times 10^6/L$ 以上。早期以中性粒细胞增多为主，后期以淋巴细胞为主，蛋白轻度增高，糖正常或偏高，氯化物正常。

3. 血清学检查

（1）特异性 IgM 抗体检测　该抗体在病后 3 ～ 4 天即可出现，2 周时达高峰，可作早期诊断指标。

（2）补体结合试验　补体结合抗体为 IgG 型抗体，特异性高，但抗体出现时间较晚，

多在发病后 2 周出现，5～6 周达峰，可维持 1 年左右。主要用于回顾性诊断或流行病学调查。

（3）血凝抑制试验　一般在病后第 4～5 天出现，2 周时达峰，维持 1 年左右。因操作简便，常用于临床诊断及流行病学调查。

4. 病原学检查　①病毒分离：病程 1 周内死亡病例脑组织中可分离到乙脑病毒。②病毒抗原和核酸的检测：通过直接免疫荧光和聚合酶链反应（PCR）在组织、血液或其他体液中可检测到乙脑病毒抗原或特异性核酸。

（五）治疗要点

本病目前尚无特效疗法，主要是对症和支持治疗，处理好高热、惊厥和呼吸衰竭是乙脑患者抢救成功的关键，同时积极预防并发症。恢复期进行理疗、针灸、推拿按摩、高压氧治疗及康复训练。中医药治疗可用白虎汤加减、清温败毒饮、安宫牛黄丸等。

1. 高热　以物理降温为主，采取综合降温措施，使肛温保持在 38℃ 左右，以减轻抽搐、脑水肿和脑缺氧症状。可配合使用药物降温，持续高热并反复抽搐者，可采用亚冬眠疗法。

> **考点提示**
>
> 乙脑治疗的关键措施

2. 抽搐或惊厥　抽搐多与高热、缺氧、脑水肿有关。脑实质病变引起的抽搐，多用地西泮肌肉注射或缓慢静脉注射；脑水肿者以降低颅内压为主；呼吸道痰液阻塞导致脑缺氧时应及时吸痰、给氧。

3. 呼吸衰竭　酌情采取以下措施：①保持呼吸道通畅。②给氧。③使用人工呼吸器。④减轻脑水肿。⑤使用呼吸兴奋剂。⑥改善微循环。

【护理问题】

1. 体温过高　与病毒血症及脑部炎症有关。

2. 意识障碍　与中枢神经系统、脑实质损害、抽搐、惊厥有关。

3. 气体交换受损　与呼吸衰竭有关。

4. 有受伤的危险　与惊厥、抽搐有关。

5. 潜在并发症　脑疝、呼吸衰竭、继发感染。

【护理措施】

（一）一般护理

1. 隔离　实行虫媒隔离，将患者安置于安静、光线柔和、通风，配有防蚊、降温设备的病房，住院隔离至体温正常。

2. 休息与活动　严格卧床休息，做好生活护理，定时洗擦身体、更换衣服、勤翻身、拍背、皮肤按摩，防止压疮形成。做好眼、鼻、口腔的清洁护理，每天用漱口液清洁口腔 2 次。有计划地集中安排各种检查、治疗、护理操作，减少对患者的刺激，避免诱发惊厥或抽搐。意识障碍者需专人看护。

3. 饮食护理　早期进食清淡易消化的流质饮食，如西瓜汁、绿豆汤、菜汤、牛奶等。有吞咽困难或昏迷不能进食者给予鼻饲或按医嘱静脉补充营养和水分，一般成人每天补液 1500～2000ml，儿童每天 50～80ml/kg，并酌情补充钾盐，纠正酸中毒。恢复期患者应逐步增加高营养、高热量的饮食。

（二）病情观察

严密监测生命体征，尤其是呼吸的变化。注意有无意识障碍和其他精神神经症状和体征。有无惊厥或抽搐发作。有无头痛、恶心、呕吐等颅内高压和脑疝的先兆，如患者出现极度烦躁、意识障碍突然加重、脉搏先快后慢、呼吸慢而不规则、眼球固定、瞳孔忽大忽小或不等大、对光反射消失则提示发生脑疝，应立即报告医生，配合抢救。记录24小时出入液量，注意水、电解质、酸碱平衡。

（三）对症护理

1. 高热　以物理降温为主，如戴冰帽、冰袋冷敷、温水或酒精擦浴、冷盐水灌肠等措施，如效果不佳可遵医嘱采用药物降温或亚冬眠疗法。

2. 惊厥或抽搐　将患者置于仰卧位，头偏向一侧，松解衣服和领口，保持呼吸道通畅。取下义齿，用缠有纱布的压舌板或开口器置于患者上下臼齿之间，以防舌咬伤，必要时用舌钳将舌拉出。如有痰液阻塞应及时吸痰。注意患者安全，防止坠床等意外发生，必要时可用床档或约束带约束患者。

3. 呼吸衰竭　有呼吸道分泌物者及时给予翻身、叩背、吸痰、体位引流、雾化吸入等保持呼吸道通畅的措施；缺氧明显时给患者吸氧，遵医嘱应用呼吸兴奋剂，必要时配合医生行气管插管或气管切开术，使用人工呼吸器辅助呼吸，并做好相应的护理。

（四）用药护理

遵医嘱用药，注意观察药物的疗效和不良反应。使用20%甘露醇应在30分钟内快速静脉滴注，儿童及老年患者应适当放慢滴速，宜在40~50分钟内滴完。使用洛贝林时可出现恶心、呕吐、呛咳、头痛、心悸等，剂量过大时可引起心动过速、传导阻滞、呼吸抑制，甚至惊厥。使用大剂量尼可刹米可引起血压升高、心悸、出汗、呕吐、震颤及肌僵直。如出现惊厥，应及时静脉注射苯二氮䓬类药或小剂量硫喷妥钠。使用苯巴比妥钠时应密切观察患者的呼吸和神志，鉴于此药有蓄积作用，不宜长时间使用，并严格掌握药物剂量及用药的间隔时间。

（五）心理护理

向患者家属解释乙脑的相关知识，尽量避免各种不良刺激，给予力所能及的关心和照顾，鼓励患者和家属积极配合治疗和护理。对有功能障碍或后遗症者告知康复治疗的重要性，协助家属取得亲友和社会的支持。

【健康指导】

1. 疾病知识指导　帮助患者和家属正确认识疾病，保证足够的营养和休息，促进患者早日康复。有后遗症者，应向患者和家属说明积极治疗后遗症的意义，尽可能在6个月内恢复，鼓励患者坚持治疗和康复训练，如按摩、肢体功能训练及语言训练等，以防转变为不可逆的后遗症。

2. 疾病预防指导　宣传乙型脑炎的预防知识：①说明防蚊、灭蚊和乙脑疫苗接种是预防的关键性措施。②对10岁以下的儿童和从非流行区进入流行区的易感者进行乙脑疫苗接种。③在流行季节加强对家畜的管理，搞好饲养场所的环境卫生，流行季节前对猪等家禽、家畜进行疫苗接种。④在流行季节，如出现高热、头痛、抽搐和意识障碍时应尽快送医院诊治。

目标检测

一、选择题

A1/A2 型题

1. 乙脑的主要传染源是

    A. 猪   B. 乙脑病毒携带者

    C. 乙脑患者   D. 蚊虫

    E. 野鼠

2. 乙脑患者惊厥发作时的首选治疗措施是

    A. 肌肉注射吗啡   B. 肌肉注射地西泮

    C. 冰盐水灌肠   D. 缓慢注射硫酸镁

    E. 吸氧

3. 流行性乙型脑炎对症护理的内容下列哪项错误

    A. 对高热患者首先要进行药物降温

    B. 惊厥患者要保持呼吸道通畅

    C. 呼吸衰竭者及时应用呼吸兴奋剂

    D. 防止坠床等意外发生

    E. 脑水肿患者使用脱水剂

4. 患儿，6 岁，因头痛、发热 4 天入院，诊断为流行性乙型脑炎，导致该病的主要病原菌是

    A. 铜绿假单胞菌   B. HIV

    C. 化脓性细菌   D. 溶血性链球菌

    E. 乙脑病毒

5. 患儿，女，7 岁，因流行性乙型脑炎入院，经治疗后好转出院，护士对患儿家长的健康指导错误的是

    A. 积极防蚊、灭蚊   B. 禁食猪肉

    C. 加强体质锻炼   D. 注意病情变化，若有异常立即就诊

    E. 注意观察有无后遗症

A3/A4 型题

(6~7 题共用题干)

患儿，男，5 岁，因发热 3 天，抽搐 2 小时就诊，诊断为流行性乙型脑炎。

6. 患儿意识不清，若发现痰鸣音明显，口唇发绀，应立即给予

    A. 吸氧   B. 拍背

    C. 吸痰   D. 雾化吸入

    E. 止咳

7. 护士采取的护理措施不妥的是

    A. 安置患儿于安静病室

扫码"练一练"

B. 注意观察患儿体温变化

C. 注意观察药物疗效和不良反应

D. 执行接触隔离

E. 注意患者安全，防止坠床等意外发生

（李大权）

第六章

获得性免疫缺陷综合征患者的护理

学习目标

知识要点

1. 了解获得性免疫缺陷综合征的病原学与发病机制。

2. 熟悉获得性免疫缺陷综合征的护理问题。

3. 掌握获得性免疫缺陷综合征的护理评估、护理措施和健康指导。

技能要点

1. 说出人类免疫缺陷病毒的主要特点，理解获得性免疫缺陷综合征的发病机制。

2. 能对获得性免疫缺陷综合征患者进行完整的护理评估。

3. 能对获得性免疫缺陷综合征患者实施正确的护理措施。

4. 能对获得性免疫缺陷综合征患者、家属及广大群众进行健康指导。

案例

患者，男，39岁，不规则发热咳嗽，伴有间断腹泻、食欲减退及明显消瘦2个月，既往有吸毒史。体检：体温38.5℃，两侧腋下及腹股沟淋巴结均增大，质韧、无触痛，能活动。血白细胞$3.6×10^9/L$，血清抗-HIV（+）。

问题：

1. 该患者最可能是什么病？

2. 接诊时你应注意什么？

3. 如何对人群进行该病的预防指导？

获得性免疫缺陷综合征（acquired immune deficiency syndrome，AIDS）简称艾滋病，是由人类免疫缺陷病毒（acquired immune deficiency virus，HIV）感染引起的慢性传染病，主要由性行为、血液接触或母婴接触传播。感染HIV后，主要引起$CD4^+T$淋细胞损害，导致持续性免疫缺陷，多个器官出现机会性感染及罕见恶性肿瘤，促成多种临床综合征，最后导致死亡。具有传播迅速、发病缓慢、病死率高的特点。

（一）病原学

人类免疫缺乏病毒（HIV）属于逆转录病毒科慢病毒亚科，目前已知HIV有两个型，即 HIV - 1 和 HIV - 2，两者均可引起艾滋病，均为单链 RNA 病毒。HIV - 1 可分为 13 个亚型即 A、B、C、D、E、F、G、H、I、J、K、N 和 O 亚型，分布于世界各地，我国云南分离的 HIV 有 B、C、E 型，台湾的主要是 B 型，泰国是 B 型和 E 型，南非等地流行 C 型；HIV - 2 仅限于西非地区，有至少 A、B、C、D、E、F、G 7 个亚型，毒力较弱，临床潜伏期长，进展为 AIDS 所需时间亦较久。

成熟的 HIV 为球形，直径为 100 ~ 120nm，由核心和包膜两部分组成。核心中有单链 RNA、逆转录酶、整合酶和蛋白酶。外层由双层磷脂蛋白膜构成包膜，包膜上约有 80 个突起，突起由外部的糖蛋白（gp120）组成，并与跨膜蛋白 gp41 非共价连接。HIV 有嗜淋巴细胞性和嗜神经性。HIV 感染人体后能刺激人体产生抗体，但中和抗体很少，病毒和抗体可同时存在，故仍有传染性。

HIV 在外界的抵抗力不强。对热、干燥较为敏感，56℃ 30 分钟失去感染 T 细胞的能力，100℃ 20 分钟使其灭活，75% 乙醇、0.2% 次氯酸钠和漂白粉能灭活病毒。但对 0.1% 甲醛、紫外线、γ 射线不敏感，耐寒冷，在 - 70℃ 可存活 3 个月，但失去传染性。

（二）发病机制与病理

HIV 侵入人体后，主要感染辅助性 T 淋巴细胞（CD4+ T 淋巴细胞），以 RNA 为模板，在逆转录酶的作用下逆转录成单链 DNA，在 DNA 多聚酶作用下复制成双股 DNA，部分 DNA 可作为前病毒整合到宿主细胞 DNA，经 2 ~ 10 年被激活，再转录装配成新的病毒以出芽方式释出，侵入其他细胞。由于 HIV 选择性地侵犯并破坏 CD4+ T 淋巴细胞，使 CD4+ T 淋巴细胞迅速耗竭，导致免疫缺陷，引发各种严重的机会性感染和恶性肿瘤。HIV 也能感染单核 - 巨噬细胞、B 淋巴细胞和小神经胶质细胞等，导致这些细胞受损。

AIDS 的病理改变主要有各种机会性感染、免疫器官（如淋巴结和胸腺）病变、神经系统病变及肿瘤等。

【护理评估】

（一）流行病学资料

1. 传染源　艾滋病患者和 HIV 无症状携带者是本病唯一的传染源，后者尤为重要。病毒主要存在于感染者的血液、精液、子宫和阴道分泌物中，其他体液如唾液、眼泪和乳汁也有传染性。

2. 传播途径

（1）性接触传染　同性恋、异性恋均可传播。精液中 HIV 含量（100 万 ~ 1000 万/ml）远高于阴道分泌物，男性传给女性的概率为女性传给男性的 2 ~ 3 倍。性伴侣数量、性伴侣的感染阶段、性交方式和性交保护措施均与发病率有关。

（2）经血液和血制品传播　静脉药瘾者共用针头、输注含 HIV 病毒的血液及血制品和其他消毒不严格的被艾滋病患者血液污染的医疗器械等。

（3）母婴传播　感染 HIV 的孕妇可通过胎盘、产道和哺乳传给婴儿。目前认为 HIV 阳性孕妇 11% ~ 60% 会发生母婴垂直传播。

（4）其他途径　应用 HIV 感染者的器官移植、人工授精、污染的器械及破损皮肤意外受污染。

目前研究认为一般的日常生活接触如握手、拥抱、礼节性亲吻、聚餐、公用办公用品、

> 📝 **考点提示**
>
> 艾滋病的传染源和传播途径

公用游泳池、公用马桶及蚊虫叮咬不传播艾滋病。

3. 人群易感性 人群普遍易感，感染后无免疫力。15～49岁占发病者80%，妇女和儿童的感染率在逐年增加。高危人群包括：男性同性恋者、静脉吸毒者、与HIV携带者经常有性接触者、经常输血及血制品者和HIV感染母亲所生婴儿。

考点提示

艾滋病的高危人群

4. 流行特征 HIV感染发生于世界各地，次撒哈拉非洲地区仍是艾滋病病毒感染总数最多的地区。HIV感染及艾滋病发病地区正在改变，由原来的北美、西欧为主转向亚、非、拉人口众多地区流行蔓延。截至2017年7月，全球接受抗病毒治疗并存活的艾滋病患者2090万，导致新感染的一个因素是15岁至24岁的青年人在艾滋病毒和检测、治疗和预防方面的知识落后于其他人群。目前我国流行势态感染率持续下降，总体感染率维持在低水平0.058%（0.046%～0.070%），传播途径以性传播为主，其次静脉注射，有高发年龄减小、疫情由高危人群向普通人群扩散的趋势。

（二）身体状况

潜伏期：短者数月，长达15年，平均9年，一般2～10年。

1. 症状

（1）急性感染期（A期） 感染HIV后2～4周，部分患者出现血清病样症状：发热伴全身不适、头痛、畏食、恶心、呕吐、肌肉关节疼痛、咽痛、淋巴结肿大、皮疹等，持续1～3周后缓解。此期血清可检出HIV RNA及P24抗原。而HIV抗体则在感染后数周才出现。

（2）无症状感染期（B期） 临床上没有任何症状和体征，但有传染性。血清学检查可有HIV抗原、P24阳性和包膜蛋白的抗体阳性。此期持续6～8年或更长。一般在5年内有20%～50%发展为艾滋病相关综合征，10%～30%发展为典型艾滋病。发病时间长短与感染病毒的数量、型别、感染途径、机体免疫状况的个体差异、营养条件及生活习惯等因素有关。

（3）艾滋病期（C期） 此期为感染HIV后的最终阶段。患者$CD4^+T$淋巴细胞计数明显下降，多$<200/mm^3$，血浆HIV病毒载量明显升高。此期主要临床表现为HIV相关症状、各种机会性感染及肿瘤。

1）HIV相关症状 主要表现为持续1个月以上的发热、盗汗、腹泻；体重减轻常超过10%。部分患者表现为神经精神症状，如记忆力减退、精神淡漠、性格改变、头痛、癫痫及痴呆等。另外还可出现持续性全身性淋巴结肿大，其特点为：除腹股沟以外有2个或2个以上部位的淋巴结肿大；淋巴结直径≥1 cm，质地柔韧，无压痛，无粘连；持续时间3个月以上。

2）各种机会性感染和肿瘤 ①呼吸系统：以孢子虫肺炎最为常见，且是本病因机会性感染而死亡的主要原因，为间质性肺炎。念珠菌、疱疹和巨细胞病毒、结核菌、卡氏肉瘤均可侵犯肺部。临床表现为发热、干咳、发绀、呼吸困难等，很少有肺部啰音。②中枢神经系统：机会性感染如脑弓形虫病、隐球菌脑膜炎、巨细胞病毒脑炎等，机会性肿瘤如原发性脑淋巴瘤和转移性淋巴瘤，HIV感染引起艾滋病痴呆综合征、无菌性脑炎等。临床可表现为头晕、头痛、癫痫、下肢瘫痪、进

考点提示

艾滋病的主要临床表现

行性痴呆。③消化系统：念珠菌、疱疹和巨细胞病毒引起口腔和食管炎症或溃疡。胃肠黏膜常受到疱疹病毒、隐孢子虫、鸟分枝杆菌和卡氏肉瘤的侵犯，表现为鹅口疮、食管炎、吞咽疼痛、胸骨后烧灼感、腹泻和体重减轻、感染性肛周炎、直肠炎，肝大及肝功能异常。④皮肤黏膜：典型者为卡氏肉瘤，可引起皮肤红色浸润或结节，2～5mm 直径大小的皮肤丘疹，有瘙痒，还有带状疱疹、甲癣、传染性软疣等。口腔黏膜有溃疡、舌毛状白斑、牙龈炎等。⑤眼部：巨细胞病毒、弓形虫引起视网膜炎，表现为眼底絮状白斑；眼部卡氏肉瘤等。⑥肿瘤：卡氏肉瘤和恶性淋巴瘤等。⑦其他：心包积液、心肌病和心内膜炎等。

一旦发生机会性感染及恶性肿瘤的典型艾滋病，预后极差。发病后 1 年病死率 50% 以上，4～5 年近 100%。

2. 体征

（1）急性感染期　淋巴结肿大，皮疹等。

（2）无症状感染期　无明显体征。

（3）艾滋病期　淋巴结肿大、无压痛和粘连，呼吸急促，很少有肺啰音，口腔溃疡、皮疹，肝大，神经系统体征等。

（三）心理 - 社会状况

艾滋病晚期患者由于健康状况迅速恶化，预后差，且无特效治疗，加上易遭受社会歧视，难以得到亲友的关心和照顾，而且用于治疗艾滋病的药物价格较高，患者极易产生恐惧、焦虑、抑郁等不良心理，少数患者可有企图报复、自杀等心理倾向。此外，社会上对艾滋病患者和艾滋病病毒感染者的歧视态度也会殃及其家庭，其家庭成员也同样有沉重的心理负担。

（四）辅助检查

1. 血常规　不同程度贫血，白细胞计数降低，血小板减少，血沉加快。

2. 免疫学检查　T 淋巴细胞计数下降，$CD4^+$T 淋巴细胞下降，$CD4^+/CD8^+$ 比例倒置。

3. 血清学检查

（1）HIV－1、HIV－2 抗体检查　是 HIV 感染诊断的金标准。主要是 gp24 和 gp120 抗体，用 ELISA 法或免疫荧光法初筛阳性，再经免疫印迹法（WB）或固相放射免疫沉淀法（SRIP）证实阳性则可确诊。

（2）可用 ELISA 法检测　各型的 P24 抗原，有助于窗口期及新生儿早期感染的诊断。

（3）病毒分离　从外周血淋巴细胞、精液、宫颈分泌物、脑脊液可分离到 HIV，但难以作为常规检查。

（4）病毒载量的测定　可以了解疾病的进展和判断抗病毒的疗效。

4. HIV－RNA 检测　准确性高，可检测体内的病毒数量，并作为抗病毒治疗调整用药的依据。

5. 蛋白质芯片　能同时检测 HIV、HBV、HCV 联合感染血中的 HIV、HBV、HCV 核酸和相应的抗体。

（五）治疗要点

在明确 HIV 感染和诊断艾滋病后应强调综合治疗，包括抗病毒、控制机会性感染和抗肿瘤等治疗。早期抗病毒治疗是关键，既能缓解病情、减少机会性感染和肿瘤发生，又能预防和延缓艾滋病相关疾病的发生。

1. 抗病毒治疗 是针对病原体的特异治疗，最大限度的抑制病毒复制，保存和恢复免疫功能，降低病死率和 HIV 相关疾病的罹患率，提高患者的生活质量，减少艾滋病的传播。目前用于治疗 HIV 感染的抗病毒药物有六类药物，国内常用的有四类 18 种。

（1）核苷类逆转录酶抑制剂（NRTI$_S$） 较常用的有叠氮胸苷（AZT，又名齐多夫定）、拉米夫定（LAT）、去羟肌苷（DDI）、司他夫定（d4T）、阿巴卡韦（ABC）、替诺福韦（TDF）、恩曲他滨（FTC）等。此类药有口腔炎和周围神经炎等不良反应。

（2）非核苷类逆转录酶抑制剂（NNRTI$_S$） 奈韦拉平（NVP）、依非韦伦（EFZ）、依曲韦林（ETV）、利匹韦林等。

（3）蛋白酶的抑制剂（PI） 抑制病毒复制成熟过程中所必需的蛋白质的合成，如茚地那韦（IDV）、利托那韦（RTV）、沙奎那韦（SQV）、奈非那韦（NFV）、阿扎那韦（ATV）等。

（4）整合酶抑制剂 拉替拉韦（RAV）。

（5）融合抑制剂（FIs）。

（6）CCR$_5$抑制剂。

仅用一种药物易诱发 HIV 的变异和耐药性，所以目前多采用联合治疗，具体方案和产生的效果依据患者的情况而定。

2. 并发症的治疗

（1）卡氏肺孢子虫肺炎 首选复方磺胺甲噁唑（SMZ – TMP），疗程 2 ~ 3 周。

（2）卡氏肉瘤 AZT + α – IFN，或博来霉素、长春新碱、阿霉素联合化疗。

（3）隐孢子虫感染和弓形虫病 可用螺旋霉素或克林霉素。

（4）巨细胞病毒 可用阿昔洛韦。

（5）隐球菌脑膜炎 目前主张用氟康唑或两性霉素。

3. 支持及对症治疗 输血、补充维生素及营养物质，用乙酸甲地孕酮可改善患者食欲。

4. 预防性治疗 结核菌素阳性者应接受异烟肼治疗 1 个月；CD4$^+$淋巴细胞 $<0.2 \times 10^9/L$ 者可用喷他咪或复方磺胺甲噁唑（SMZ – TMP）预防肺孢子虫肺炎。针刺或实验室意外感染者，2 小时内用康苄韦（AZT）或 d4T + DDI 治疗，疗程 4 ~ 6 周。

【护理问题】

1. 恐惧 与 AIDS 疾病折磨、疾病预后不良及担心受歧视有关。

2. 社交孤立 与实施强制性管理及易被他人歧视有关。

3. 营养失调：低于机体需要量 与消耗过多、热量摄入不足有关。

4. 组织完整性受损 与局部组织卡氏肉瘤和机会性感染有关。

5. 有传播感染的危险 与缺乏 AIDS 预防知识和人群普遍易感有关。

【护理措施】

（一）一般护理

1. 休息与隔离 患者应安置在清新、安静、舒适的隔离病室内，采取严格的血液、体液隔离措施的同时，应实施保护性隔离，以防止各种机会性感染的发生。急性感染期和艾滋病期应绝对卧床休息，无症状感染期可从事正常工作和学习。症状明显的患者应卧床休息，并协助患者做好生活护理，症状减轻后可逐步起床活动，鼓励动静结合，适当进行一些力所能及的活动，使活动耐力逐步得到提高。

2. 饮食护理　给予高热量、高蛋白、高维生素、清淡易消化的食物，同时应根据患者的饮食习惯，注意食物的色、香、味，创造良好的进食环境，鼓励患者摄取食物，以保证营养供给，增强机体抗病能力。评估营养改善的情况，每周测体重 1 次。不能进食者则给予鼻饲或按医嘱予静脉滴注高营养物质。

3. 生活护理　床铺应平整、干燥、清洁；督促和协助患者进行口腔、皮肤清洁护理；对卧床不起者每 2 小时为其翻身 1 次，保持皮肤清洁干燥，保护骨隆处受压皮肤，预防发生压疮；定期修剪指甲，防止抓破皮肤；每日清洁口腔 3 次，进食后漱口或刷牙，减少食物残渣残留，防止口腔黏膜破损或继发感染，必要时遵医嘱给予抗生素，口唇干裂时涂以润滑剂；腹泻者便后及时用温水清洗肛周。

（二）病情观察

注意发热的程度，有无肺部、胃肠道、中枢神经系统、皮肤黏膜等处感染的表现；注意一般状态的检查，如生命征、神志，定时评估患者的营养状况、体重等，皮肤黏膜局部有无卡氏肉瘤，有无口腔、食管炎症或溃疡，有无腹部压痛及肝脾肿大，注意肺部有无啰音；有无癫痫发作、瘫痪，进行性痴呆等神经系统受累表现。疾病后期严密观察有无出现各种严重的机会性感染和恶性肿瘤等并发症，详细记录病情变化，及时与医生联系，配合治疗和及时采取相应的护理措施。

直通护考

艾滋病患者需要吸痰时，做法错误的是

A. 吸痰前洗手，戴好口罩、护目镜

B. 吸痰前穿好隔离衣

C. 不与其他患者共用中心吸引系统

D. 吸痰后吸痰管误落地上，立即进行地面的清洁处理

E. 用过的吸痰管及纱布装入高危品袋中焚烧

答案解析：吸痰时中心吸引系统不会造成患者间的接触和交叉感染，可以共用，其余防护和消毒都是必要的，所以答案为 C。

（三）对症护理

1. 对发热患者，应鼓励多饮水，给予温水或冷水擦浴降温，并遵医嘱给予抗菌药和退热药，出汗后及时更换汗湿的衣服，防止受凉。

2. 按医嘱给予腹泻患者抗生素、止泻剂和静脉输液维持水电解质平衡，同时做好肛周皮肤护理，在每次排便后用湿肥皂水清洗局部，再用软布轻轻吸干，并涂以凡士林软膏，防止肛周皮肤糜烂。

3. 对呼吸困难和发绀者，应协助安置舒适的体位以利呼吸，给氧和遵医嘱使用有效抗生素治疗肺部感染。

4. 有呕吐者，餐前给予止吐药，因口腔、食管念珠菌感染而致咽痛、食欲减退者，遵医嘱给予抗真菌药并做好相应的护理。

（四）用药护理

注意观察抗肿瘤药物的疗效和不良反应，如头痛、恶心、呕吐、荨麻疹、肝功能损害

等；因齐多夫定等药物有抑制骨髓造血功能，患者可出现贫血、中性粒细胞和血小板减少，故用药期间应遵医嘱定期检查血常规，当中性粒细胞 $<0.5 \times 10^9/L$ 时，应报告医生处理；此外，长期用药应注意是否出现耐药性，停药或换药有无反跳现象。

（五）心理护理

护士应以正确的态度对待患者，不歧视患者，尊重患者人格。多与患者进行有效沟通，了解患者的需要和困难，满足其合理要求，针对患者的心理障碍进行疏导；

考点提示

艾滋病患者的护理措施

护士在询问病史和性行为史时，要注意举止大方、态度温和，使之产生信任感和亲切感；在进行治疗、护理操作时，既要严格执行消毒隔离措施，又不应表现出怕被感染的恐惧心理；提供患者与其家属、亲友接触沟通的机会，指导他们不要歧视患者，给予谅解、鼓励、关怀、同情和支持，提供患者想知道或该知道的信息，帮助患者增加必要的社会关系联络，以获得更多的社会支持。

【健康指导】

1. 疾病知识指导

（1）机会性感染是艾滋病患者的最常见的死亡原因，向患者和家属介绍感染时的表现、预防和减少感染的措施，以及出现危急征象时需采取的急救和护理措施。

（2）向患者及家属说明艾滋病的治疗方法，药物的使用方法、剂量和不良反应，及治疗的长期性，告知出院后应定期到医院复查，坚持治疗以控制病情发展。

（3）宣传消毒隔离的重要性和方法，患者的日常生活用品应单独使用和定期消毒，家属接触被患者血液、体液污染的物品时，要戴手套、穿隔离衣、戴口鼻罩等，处理污物后一定要洗手。

（4）指导患者要合理安排休息，避免精神、体力过劳，加强营养，阐明营养对疾病和康复的影响，要注意个人卫生，防止继发感染；对慢性、稳定期的患者应鼓励和指导其进行适当的锻炼，增强战胜疾病的信心，延长存活期。

（5）鼓励艾滋病患者要勇敢地面对疾病，鼓起生活的勇气，积极配合治疗。

2. 疾病预防指导

（1）对无症状 HIV 感染者的知识指导

1）阐明 AIDS 的传播方式，告诫 HIV 感染者应避免不安全性行为，正确使用安全套。

2）不能和他人共用注射器、剃须刀、指甲刀、牙刷、手帕等，被自己的血液、体液污染的物品必须用 0.2% 次氯酸钠溶液消毒处理，以防将 HIV 病毒传染给他人。

3）已感染 HIV 的育龄妇女应避免妊娠，已受孕者应终止妊娠，已感染 HIV 的哺乳期妇女应人工喂养婴儿。

4）注意个人卫生，避免过度疲劳，在保证正常工作、学习、生活的前提下，适当限制活动范围，以防止继发感染。

5）定期或不定期地访视及医学观察，部分无症状感染期可长达 10 年以上，对无症状 HIV 携带者，每 3～6 个月做一次临床及免疫学检查，出现症状及时隔离治疗，在医生指导下服药、工作、活动，预防感染，延缓病程进展。

扫码"看一看"

直通护考

1. 预防、医疗、保健机构发现艾滋病毒感染者时，以下措施不正确的是

A. 身体约束　　B. 留观　　C. 给予宣教　　D. 医学观察　　E. 定期和不定期访视

解析：艾滋病在我国法定传染病中是乙类传染病，对艾滋病病毒感染者可以进行观察、宣教和访视，但不能进行身体约束。答案为 A。

2. 某癌症患者在检查过程中发现患有艾滋病，对此患者的护理中违反伦理要求的是

A. 像对待其他患者一样，一视同仁　　　　B. 尊重患者，注重心理护理

C. 认真观察患者病情　　　　　　　　　　D. 以该患者为例大力宣传艾滋病的知识

E. 主动接近患者，鼓励患者积极配合治疗

解析：对艾滋病患者要注意保护患者隐私，尊重患者权利，所以不能以患者为例大力宣传，A、B、C、E 选项均符合伦理要求，所以答案应选 D。

3. 患者在查体时发现血清抗 – HIV 阳性，护士在对其进行健康指导时，不正确的是

A. 排泄物用漂白粉消毒　　B. 严禁献血　　　C. 性生活应使用避孕套

D. 不能和他人共用牙刷　　E. 外出时应戴口罩

解析：艾滋病通过血液、体液传播，不会通过空气传播，所以戴口罩没必要，答案选 E。

（2）艾滋病社区健康指导　开展广泛的宣传指导，普及艾滋病的传播和预防知识。使群众知道采取自我防护措施，如不共用牙刷、刮脸刀片等。加强有关性知识、性行为的健康指导（安全套的使用等），使之洁身自好。远离毒品，杜绝不洁注射（尤其是静脉毒瘾）。向群众解说如何与 AIDS 患者进行正常的接触和社交活动，一般的社交接触如握手、共同进餐、公用办公室、公用浴室、游泳池及礼节性的接吻等不会感染，通过空气、水、食物以及昆虫叮咬也不会造成传播；在消除恐惧的同时，尊重保护患者的隐私，以宽容和仁爱为 AIDS 患者和病毒感染者提供良好的生活环境，善待、关心和帮助 AIDS 患者。严格血源管理，医疗器械重复使用时应严格消毒，提倡使用一次性注射器，操作中实施"一人一针一管"；严禁 HIV 感染者献血、献精液和献器官，提倡无偿献血，输血和使用血制品前要严格检查 HIV 抗体，避免血液污染；在进行手术和有创性检查前（如胃镜、肠镜、血液透析等），也有必要检测 HIV 抗体。

考点提示

艾滋病预防的关键措施

目标检测

一、选择题

A1/A2 型题

1. 以下哪种方式不能传播 HIV

A. 性接触　　　　　　　　　　B. 静脉吸毒

C. 输血或血制品　　　　　　　D. 母婴传播

E. 日常生活接触

2. HIV 侵犯的主要细胞是

A. 骨髓干细胞　　　　　　　　　　B. CD4$^+$T 淋巴细胞

C. 肝巨噬细胞　　　　　　　　　　D. B 淋巴细胞

E. 郎格汉斯细胞

3. 下列哪种消毒措施对 HIV 不敏感

A. 高压蒸气消毒法　　　　　　　　B. 75% 乙醇

C. 0.2% 次氯酸钠　　　　　　　　　D. 焚烧

E. 紫外线

4. AIDS 患者常见的恶性肿瘤是

A. 卡波西肉瘤　　　　　　　　　　B. 淋巴瘤

C. 直肠癌　　　　　　　　　　　　D. 结肠癌

E. 脑瘤

5. 男，37 岁，因发热、咳嗽，伴间断腹泻、食欲减退及明显消瘦半年就诊，有同性恋史。查血清抗－HIV（＋），诊为艾滋病。患者表现出恐惧、绝望，对治疗护理不合作。目前患者最需要的护理措施

A. 心理支持　　　　　　　　　　　B. 物理降温

C. 遵医嘱给抗生素　　　　　　　　D. 加强口腔及皮肤护理

E. 给高热量、高蛋白、高维生素饮食

A3/A4 型题

（6～8 题共用题干）

患者，男性，30 岁，发热、咳嗽 2 周，伴胸痛、气短、极度乏力，拟诊为艾滋病。体格检查：体温 38℃，双侧颊黏膜散在溃疡，并有白色分泌物。两肺听诊可闻及湿啰音。血白细胞 $4.0×10^9$/L，CD4$^+$/CD8$^+$ 比值 <1，X 线提示双肺间质性肺炎。

6. 不恰当的护理是

A. 严格执行消毒隔离措施

B. 多与患者沟通，鼓励患者树立战胜疾病的信心

C. 给予高热量、高蛋白、高纤维的清淡、易消化食物

D. 提高患者与家属、亲友沟通的机会，获得更多心理支持

E. 安置患者于隔离室内，病室外挂黄色标志进行严密隔离

7. 该患者呼吸道症状明显，最可能感染的病原体是

A. 肺炎球菌　　　　　　　　　　　B. 葡萄球菌

C. 链球菌　　　　　　　　　　　　D. 军团菌

E. 肺孢子虫

8. 此患者进行了积极的抗病毒治疗，能反应此病预后和疗效的检测指标是

A. CD$_4^+$/CD$_8^+$ 比值　　　　　　　B. 血清抗－HIV 检测

C. 骨髓检查　　　　　　　　　　　D. 血培养

E. 淋巴结活检

扫码"练一练"

（王玉英　李大权）

第七章

流行性出血热患者的护理

学习目标

知识要点

1. 了解流行性出血热的病原学与发病机制。

2. 熟悉流行性出血热的护理问题。

3. 掌握流行性出血热的护理评估、护理措施和健康指导。

技能要点

1. 说出汉坦病毒的主要特点，理解流行性出血热的发病原理。

2. 能对流行性出血热患者进行完整的护理评估。

3. 能对流行性出血热患者实施正确的护理措施。

4. 能对流行性出血热患者、家属及群众进行健康指导。

案例

患者，男，40岁，农民，因"发热1周，无尿1天"入院。患者约于1周前下午劳动回家后出现畏寒、发热，体温38.6 ℃，于当地注射青霉素等治疗未见好转，病情日益加重，最高体温达40 ℃，病程中诉头痛，全身痛，尤其两侧腰痛明显。近20余小时未解大小便，遂转入我院。入院体检：神清，烦躁，醉酒貌，T 39.5 ℃，P 100 次/分，R 28 次/分，BP 80/50mmHg，面色苍白，四肢厥冷，呼吸急促，球结膜水肿，前胸两侧腋下见针尖大出血点，心肺无异常，肝脾不大，双侧肾区叩痛明显。实验室检查：尿常规示尿蛋白（+++），RBC 30~40 个/HP；血常规示 WBC 22×10^9/L，PLT 34×10^9/L。

问题：

1. 该患者可能发生了什么？

2. 接诊时你如何护理？

3. 如何对该患者及其家人进行健康指导？

流行性出血热（epidemic hemorrhagic fever，EHF）又称肾综合征出血热（hemorrhagic fever with renal syndrome，HFRS），是由汉坦病毒引起的，以鼠类为主要传染源的一种自然疫源性传染病。主要病理变化为全身小血管和毛细血管广泛性损害，临床上主要表现为发热、充血、出血、低血压休克和急性肾衰竭。本病广泛流行于亚欧等国家，我国为重疫区。

（一）病原学

汉坦病毒为负性单链 RNA 病毒，属布尼亚病毒科。病毒形态呈圆形或卵圆形，有双层包膜，外膜上有纤突，直径 78～210nm（平均 120nm）。根据病毒抗原结构的差异，汉坦病毒至少分为 20 个以上血清型，不同鼠类携带不同的血清型。我国所流行的主要是 Ⅰ 型和 Ⅱ 型病毒，近年来我国还发现了 Ⅲ 型病毒。由于病毒型别不同，引起疾病的临床症状轻重也不同，目前认为，Ⅰ 型较重，Ⅱ 型次之，Ⅲ 型多为轻型。

汉坦病毒不耐热、不耐酸，高于 37℃ 或 pH 5.0 以下环境中易灭活，56℃ 30 分钟或 100℃ 1 分钟可被灭活，对紫外线、碘酒和乙醇等一般消毒剂均敏感。

（二）发病机制与病理

1. 发病机制 本病机制尚未完全清楚，多数研究认为一方面是病毒直接作用，一方面是病毒感染诱发免疫损伤，各种细胞因子释放，导致机体组织损伤所致。

（1）病毒的直接作用 可破坏感染细胞的功能和结构。

（2）免疫损伤作用 病毒感染人体后，可诱发人体的一系列免疫应答，起到清除感染病毒、保护机体的作用同时，又引起机体的组织损伤（变态反应）。Ⅰ、Ⅱ、Ⅲ、Ⅳ 型变态反应及各种细胞因子和介质（如 IL-1、TNF 等）均可在本病发生中起作用，但 Ⅲ 型变态反应（免疫复合物引起的损伤）被认为是本病发生血管、肾脏及其他病理损害的主要原因。

2. 发生出血、休克和急性肾衰竭的机制

（1）休克 分原发性休克和继发性休克。原发性休克的原因主要是病毒及免疫反应广泛损伤全身小血管和毛细血管，血管通透性增加，血浆外渗使血容量下降。继发性休克主要与大出血、继发感染和多尿期水和电解质补充不足等有关。

（2）出血 与血管壁损伤导致红细胞外渗，血小板减少和功能障碍，DIC 导致的凝血功能障碍及肝素类物质增加有关。

（3）急性肾衰竭 与肾实质受损及组织灌注不足有关，原因包括：①肾血流量减少；②肾小球和肾小管基底膜免疫损伤；③肾素、血管紧张素分泌增多；④肾间质水肿、出血；⑤肾小球缺血性坏死，肾小管被蛋白堵塞。

3. 病理变化 本病病理变化以小血管和肾脏病变最明显，基本病变为全身小血管和毛细血管的广泛损害，可见血管内皮细胞肿胀、变性和坏死，管腔内可有微血栓形成，血管周围有渗出、出血及炎性细胞浸润。肾脏肉眼可见肾脂肪囊水肿、出血，肾脏皮、髓质交界处出血。腹膜后胶冻样水肿是本病的特征。

【护理评估】

（一）流行病学资料

1. 传染源 鼠类为本病的主要传染源。据统计，有 170 多种脊椎动物可自然感染汉坦病毒，我国发现 53 种动物携带汉坦病毒。主要宿主动物是啮齿类动物，其他动物包括犬、猪、猫、兔等。我国以褐家鼠和黑线姬鼠为主要传染源和宿主动物，林区以大林姬鼠为主。流行性出血热患者早期血液和尿液中均携带病毒，有接触后发病的个别病例报告，但人不是主要传染源。

考点提示

流行性出血热的传染源

2. 传播途径 可经过多种途径传播。

（1）呼吸道传播 携带病毒的鼠类排泄物如尿、粪、唾液等污染尘埃后形成的气溶胶，可通过呼吸道而感染人体。

（2）消化道传播　进食被携带病毒的鼠类排泄物污染的食物，经口腔或胃肠黏膜感染。

考点提示

流行性出血热的传播途径

（3）接触传播　被鼠类咬伤或破损伤口接触携带病毒的鼠类血液和排泄物等可致感染。

（4）母婴传播　孕妇感染汉坦病毒后，病毒可经过胎盘感染胎儿。

（5）虫媒传播　我国从恙螨和柏次禽刺螨中分离出汉坦病毒，但其传播作用有待进一步证实。

3. 人群易感性　人群对本病普遍易感，病后可获得较稳固的免疫力。本病的隐性感染率为3.5%~4.3%。

4. 流行特征　本病主要流行于亚洲，其次为欧洲和非洲，美洲较少。我国疫情最重，内地除青海和新疆外，均有病例报告，目前，我国的流行趋势是由北向南，由农村向城市扩展，老疫区病例减少，新疫区不断增加。

考点提示

流行性出血热的流行特征

黑线姬鼠传播者以11月至次年1月为高峰，褐家鼠传播者以3~5月为流行高峰，林区姬鼠传播者以夏秋季为流行高峰。本病发病率有一定周期性波动，一般可相隔数年有一次较大流行。人群分布以男性青壮年农民和工人发病较多，约占80%。

（二）身体状况

潜伏期为4~46天，多为7~14天。典型病例病程有发热期、低血压休克期、少尿期、多尿期和恢复期五期。轻型病例可出现越期现象，重症患者可出现发热期、休克期和少尿期相互重叠，也有不典型病例。

1. 发热期　主要表现为发热、全身中毒症状、毛细血管损伤和肾损害。

（1）发热　起病多急骤，畏寒，发热，体温可迅速升至39~40℃，以稽留热或弛张热多见，热程多在3~7天。一般体温越高，热程越长，病情越重。少数患者起病以低热、胃肠不适和呼吸道前驱症状开始。轻型病例热退后症状缓解，重症病例热退后病情反而加重。

（2）全身中毒症状　①主要表现为头痛、腰痛、眼眶痛（三痛）和全身酸痛，其产生与相应部位血管扩张、组织充血、水肿有关。②部分患者出现食欲减退、恶心、呕吐、腹痛、腹泻等消化道症状。腹痛剧烈时腹部有压痛、反跳痛，易被误诊为急腹症，为肠系膜局部充血和水肿所致。③重型患者出现嗜睡、谵妄、烦躁不安、神志恍惚等神经精神症状。

（3）毛细血管损害表现　主要表现为充血、出血和渗出水肿征。①皮肤充血潮红主要见于颜面部、颈部、胸部（皮肤三红）等部位，重者呈酒醉貌；黏膜充血见于眼结膜、软腭与咽部充血（黏膜三红）。②皮肤出血

考点提示

发热期出现的"三痛"和"三红"

多见于腋下及胸背部，常呈搔抓样或条索点瘀点；黏膜出血常见于软腭，呈针尖样出血点，眼结膜多呈片状出血；少数患者出现鼻出血、咯血、呕血或黑便等出血表现。③渗出与水肿征主要表现为球结膜水肿，轻者转动眼球时球结膜有涟漪波，重者呈水泡样，甚至突出睑裂。部分患者出现腹腔积液，一般水肿越重，病情越重。

（4）肾损害　多在起病后2~4天出现，主要表现为蛋白尿、血尿和尿量减少，重者可见管型尿。

2. 低血压休克期　主要表现为低血压及休克，多数在发热末期或热退同时出现血压下降，少数在热退后发生。一般发生于病程第 4～6 天，持续时间长短不一，短者数小时，长者可达 6 天以上，一般为 1～3 天。其持续时间与病情轻重、治疗措施是否及时、有效有关。轻者为一过性低血压，重者可为顽固性休克。若不能得到有效控制，长期组织灌注不良，可导致脑水肿、DIC、急性呼吸窘迫综合征（ARDS）和急性肾衰竭等的发生。

3. 少尿期　多发生于起病后第 5～8 天，可持续 2～5 天，持续时间长短与病情成正比。本期的主要表现是少尿或无尿、氮质血症、酸中毒和水、电解质紊乱。重者可出现高血容量综合征的表现，如头痛、头昏、烦躁不安、浮肿、静脉充盈、脉搏洪大、血压升高、脉压增大、心率增快等。电解质紊乱主要表现为高钾、低钠、高镁等。

4. 多尿期　多发生于病程的第 9～14 天，持续时间短者 1 天，长者达数月之久。此期为新生的肾小管重吸收功能还不完善，再加上尿素氮等潴留物质引起高渗性利尿作用，故使尿量明显增加。根据尿量和氮质血症情况将多尿期分为三期：①移行期：尿量由每天 400ml 增至 2000ml，虽然尿量增加，但尿素氮、肌酐反而上升，症状加重，不少病例因并发症严重而于此期死亡。②多尿早期：尿量每天 2000ml 以上，氮质血症可继续存在，症状仍重。③多尿后期：尿量可达 3000ml 以上，氮质血症逐渐好转，全身症状明显好转。多尿后期每天尿量可达 4000～8000ml，少数可达到 15000ml 以上，若不及时补充水和电解质，则易发生低血容量性休克、电解质紊乱及急性肾衰竭。此期，由于机体抵抗力下降，易继发感染，进而引起或加重休克。

5. 恢复期　经多尿期后，肾功能逐渐恢复，精神、食欲基本恢复，尿量逐步恢复到每天 2000ml 以下。一般尚需 1～3 个月体力才能完全恢复。

6. 临床分型　临床可根据发热高低、中毒症状轻重以及出血、休克、肾功能损害严重程度的不同分为轻型、中型、重型、危重型及非典型等 5 种类型。非典型和轻型病例可以出现越期现象，而重型患者则可以有发热期、低血压休克期、少尿期之间的相互重叠。

7. 并发症

（1）腔道出血　消化道、呼吸道、尿道、阴道、腹腔等腔道均可出现出血，以呕血、便血最为常见。

（2）肺部并发症　如急性呼吸窘迫综合征（ARDS）和心源性肺水肿。

（3）中枢神经系统并发症　包括汉坦病毒侵犯中枢神经而引起的脑膜炎和脑炎。其他如脑水肿、高血压脑病和颅内出血等。

（4）其他　包括继发性感染、自发性肾破裂、肝损害、心肌损害等。

（三）心理－社会状况

本病起病急、病情进展迅速，病程长且复杂，患者往往处于恐惧之中。患者需要隔离治疗，暂时离开亲人、中断社交往来，更导致患者孤独、焦虑。重症病例可产生恐惧和绝望心理。

（四）辅助检查

1. 血常规　白细胞计数增高，一般可达（15～30）×10⁹/L，重者白细胞明显增高，少数可达（50～100）×10⁹/L，甚至出现幼稚细胞，呈类白血病反应。分类计数早期以中性粒细胞升高为主，4～5 天后淋巴细胞升高，并出现较多的异常淋巴细胞。血小板从病程第 2 天起就开始减少，并可见到异型血小板。红细胞数和血红蛋白在发热后期及低血压休克期因血浆外渗，血液浓缩而升高。

2. 尿常规　显著蛋白尿为本病主要特征之一。病程第 2 天即可出现，少尿期达高峰，第 4～6 天尿蛋白常可达（＋＋＋）～（＋＋＋＋）。部分病例尿中出现膜状物，系大量尿蛋白、红细胞和脱落上皮细胞相混合的凝聚物。镜检可见红细胞、白细胞和管型。此外，尿沉渣中发现巨大的融合细胞，其中可以检测到汉坦病毒抗原。

3. 血液生化　血尿素氮、血肌酐多在低血压休克期开始升高，少数患者在发热后期即开始升高，移行期末达高峰，多尿后期开始下降。发热期，由于过度通气，血气分析呼吸性碱中毒多见，休克期和少尿期以代谢性酸中毒多见。血钾在少尿期升高，血钠、氯、钙在本病各期中多降低，肝功能检查可见胆红素和转氨酶升高等肝损害表现。

4. 凝血功能　发热期血小板计数减少，黏附、聚集及释放功能均下降，可见异型血小板。若 DIC，其相应凝血指标明显异常。

5. 病原学检查

（1）病毒分离　发热期患者的血清、尿液等标本接种到 Vero－E6 或 A549 细胞中可分离出汉坦病毒。

（2）核酸检测　用 RT－PCR 方法检测汉坦病毒 RNA，灵敏度较高，常用于患者的早期诊断或非典型患者的诊断。

（3）特异性抗原检测　常用免疫荧光法、ELISA 法等检测方法。早期患者的血清及外周血的中性粒细胞、淋巴细胞、单核细胞及尿沉渣细胞中均可检出汉坦病毒抗原。

6. 检测特异性抗体　病程第 2 天即能检出特异性 IgM 抗体，1:20 为阳性，IgG 抗体 1:40 为阳性，1 周后滴度升高 4 倍或以上有诊断价值。

（五）治疗要点

本病尚无特效治疗，临床上以综合治疗为主。"三早一就"仍为本病的治疗原则，即早发现、早期休息、早期治疗、就近治疗。治疗中把好"三关"，是患者度过危险期的关键，即休克关、肾衰关、出血关。

考点提示
"三早一就"治疗原则

1. 发热期　以抗病毒、减轻外渗、改善中毒症状及预防 DIC 为主。发病第 1 周内尽早抗病毒治疗，能抑制病毒、减轻病情和缩短病程。适当使用丹参注射液、低分子右旋糖酐，以降低血液黏滞性。

2. 低血压休克期　处理原则以积极补充血容量、纠正酸中毒、改善微循环为主。补液以早、快速和适量为原则，先晶体后胶体。

3. 少尿期　处理原则为"稳、促、导、透"，即稳定内环境、促进利尿、导泻和透析疗法。

4. 多尿期处理　处理原则在移行期与多尿早期与少尿期相同，多尿后期主要是维持水和电解质平衡，防止继发感染。

5. 恢复期处理　处理原则为补充营养，逐步恢复工作，定期复查肾功能、血压和垂体功能。

【护理问题】

1. 组织灌注量改变　与全身广泛小血管损害、血浆外渗或出血有关。

2. 体温过高　与病毒血症有关。

3. 体液过多　与肾脏损伤有关。

4. 潜在并发症　出血、肺水肿、心衰、继发感染等。

【护理措施】

（一）一般护理

1. 隔离　采取严密隔离，隔离期10天。确诊后按有关规定登记，24小时内上报，协助做好鼠密度、鼠携带病毒率及易感人群检测工作。

2. 休息与活动　发病早期应绝对卧床休息，禁忌搬动，以免加重组织脏器的出血。恢复期患者仍需注意休息，逐渐增加活动量。

3. 饮食护理　给予清淡可口、易消化、高热量、高维生素的流质或半流质饮食，发热时应注意适当补充液体；少尿期必须严格限制液体量、钠盐和蛋白质的摄入，以免加重水钠潴留和氮质血症；患者口渴时可用湿棉签擦拭口唇或漱口的方式来加以缓解；多尿期应注意液体、电解质、蛋白质和维生素的补充，指导患者多食用高蛋白、高糖和富含多种维生素的食物，如鱼、虾、蛋、瘦肉、新鲜水果、蔬菜等，尤应注意含钾多的食物的摄入；消化道出血的患者应予禁食。

（二）病情观察

本病具有病情变化快、病情危重的特点，其治疗的关键在于及早发现和防治休克、肾衰竭和出血等并发症。因此，及时而准确的病情观察是本病护理的重点。包括以下几点。

1. 密切监测生命体征及意识状态的变化，定时测量体温和血压、脉搏；观察有无呼吸频率、节律及幅度的改变，有无脉搏细速、嗜睡或昏迷等。

2. 观察充血、渗出及出血的表现：如"三红""三痛"的表现，皮肤瘀斑的分布、大小及有无破溃出血等；有无咯血、呕血、便血；有无剧烈头痛、突发视物模糊、血压进行性下降、脉搏细速、冷汗、唇周和指（趾）苍白发绀以及尿少等颅内出血和休克的表现。

3. 严格记录24小时出入量，注意尿量、颜色、性状及尿蛋白的变化。

4. 氮质血症的表现：注意有无厌食、恶心、呕吐、顽固性呃逆等症状，监测血尿素氮、肌酐的变化。

5. 电解质及酸碱平衡的监测及凝血功能的检查等。

（三）对症护理

1. 高热　以物理降温为主，如应用冰袋、冰囊等，但不能用酒精擦浴，以免加重皮肤的充血、出血损害。必要时遵医嘱应用药物降温，禁用强烈退热药，以防大量出汗促使患者提前进入休克期。

2. 循环衰竭　①迅速建立静脉通路，按医嘱准确、快速输入液体扩充血容量，并应用碱性液及血管活性药，以迅速纠正休克。快速扩容时，注意观察心功能，避免发生急性肺水肿。②给予吸氧。③患者可因出血而致循环衰竭，应做好交叉配血、备血，为输血做好准备。④做好各种抢救的准备工作，备好抢救药品及抢救设备。⑤密切观察治疗效果。

3. 肾衰竭　①按"量出为入，宁少勿多"的原则，严格控制液体入量。②适当增加糖的供给，限制蛋白质的摄入。③利尿、导泻治疗时，密切观察患者用药后的反应，协助排尿、排便，观察其颜色、性状及量，并及时做好记录。④出现高血容量综合征者，应立即减慢输液速度或停止输液，让患者取半坐位或坐位，双下肢下垂。⑤透析的护理：说明治疗目的、基本操作程序等，以取得患者及家属的积极配合，做好透析后观察与护理，包括观察透析的效果、切口有无渗出、出血或红肿等，注意保持切口敷料清洁、干燥。

4. 皮肤及黏膜的护理 ①减少对皮肤的不良刺激：保持床铺清洁、干燥、平整，衣服应宽松、柔软，出汗较多时应及时更换。②帮助患者保持舒适体位，用软垫适当衬垫，并及时变换体位。③避免推、拉、拽等动作，以免造成皮肤破损。④做好口腔护理，保持口腔黏膜的清洁、湿润，及时清除口腔分泌物及痰液。⑤保持会阴部清洁，留置导尿者应做好无菌操作，定时冲洗膀胱。

（四）心理护理

在护理过程中应设法稳定患者及其家属的情绪，做到：①态度热情、动作熟练。②关心体贴患者，耐心向患者解释本病的特点和临床经过，细心倾听患者的诉说，并尽力满足其需求。③要求家属不要将焦虑、紧张的情绪影响患者，以免加重患者的不适和心理负担。④鼓励患者树立战胜疾病的信心，克服消极悲观情绪和焦虑状态，以最佳的心理状态积极配合治疗和护理。⑤密切观察病情变化，及时给予处理，增强其对医护人员的信任感、安全感及对康复的信心。

【健康指导】

1. 疾病知识指导 讲解本病的特点和临床经过的规律以及并发症的表现。向患者及家属陈述休息和饮食的重要性和要求，发病期间应卧床休息，保证足够的营养摄入，注意调节和稳定情绪，使身心两方面都得到休息，并能自觉遵守隔离制度，积极配合治疗和护理。同时向患者介绍所用药物的名称、剂量、方法及不良反应等，并要求患者严格按医嘱用药，禁用对肾有损害的药物。由于肾功能完全恢复需较长时间，患者出院后，虽然临床症状已经消失，仍应休息 1~3 个月。休息期间生活要有规律，保证足够睡眠，安排力所能及的体力活动，如散步、太极拳等，逐渐增加活动量。避免劳累，加强营养，并定期复查血压及肾功能，若有异常，及时就诊。

2. 疾病预防指导 大力开展卫生宣教，灭鼠和防鼠是预防本病的关键。注意改善卫生条件，防止鼠类排泄物污染食物和水。疫区工作和野外作业时更应加强个人防护，避免用手直接接触鼠类或鼠的排泄物。动物实验时要防止被实验鼠类咬伤。

3. 易感人群指导 对重点人群进行流行性出血热疫苗注射、预防知识的宣传指导工作和开展流行性出血热咨询可以明显降低其发病率。目前我国研制的流行性出血热疫苗已在流行区使用，88%~94% 能产生中和抗体，但持续 3~6 个月后明显下降，1 年后须加强注射。有发热、过敏和严重疾病者禁用疫苗注射。

目标检测

一、选择题

A1/A2 型题

1. 流行性出血热的主要传染源是
   A. 蚊虫   B. 羊
   C. 鼠   D. 牛
   E. 猪

2. 流行性出血热的基本病变是
   A. 低血容量性休克   B. 急性肾衰竭
   C. 微循环障碍   D. 血管周围有炎症细胞浸润
   E. 全身广泛性小血管损害

3. 流行性出血热的"三痛"是指

A. 头痛、腰痛、眼眶痛   B. 头痛、腰痛、骨关节痛

C. 头痛、眼眶痛、骨关节痛   D. 腹痛、腰痛、骨关节痛

E. 腹痛、眼眶痛、腰痛

4. 下列哪项检查最适合确诊流行性出血热

A. 血常规   B. 血培养

C. 骨髓及血液涂片   D. 流行性出血热 IgM 抗体

E. 大便培养

5. 流行性出血热低血压休克期最首要的治疗措施是

A. 升高血压   B. 使用强心剂

C. 补充血容量   D. 纠正酸中毒

E. 使用血管活性药物

A3/A4 型题

(6~8 题共用题干)

男，农民，42 岁，于 3 天前发病，出现头痛、发热、恶心、呕吐，门诊就诊可见颜面潮红，球结膜水肿，咽部充血，全腹压痛，可见皮下瘀血。患者自诉自昨晚起无尿。

6. 该患者可能患了下列哪种疾病

A. 病毒性肝炎   B. 急腹症

C. 流行性出血热   D. 风湿性疾病

E. 过敏性疾病

7. 下列对该患者发热的护理哪项是错误的

A. 酒精擦浴   B. 温水擦浴

C. 冷敷   D. 激素治疗

E. 解热镇痛剂

8. 护士对患者进行饮食指导，下列哪项是错误的

A. 进食高热量食物   B. 进食高脂肪食物

C. 进食高维生素食物   D. 进食流质食物

E. 少量多餐

扫码"练一练"

（周卫凤）

第八章

狂犬病患者的护理

扫码"学一学"

学习目标

知识要点

1. 了解狂犬病的病原学与发病机制。
2. 熟悉狂犬病的护理问题。
3. 掌握狂犬病的护理评估、护理措施和健康指导。

技能要点

1. 说出狂犬病毒的主要特点,理解狂犬病的发病原理。
2. 能对狂犬病患者进行完整的护理评估。
3. 能对狂犬病患者实施正确的护理措施。
4. 能对狂犬病患者、家属及广大群众进行健康指导。

☞案 例

女,17岁,因"恐水、怕光、咽肌痉挛2天"入院。患者2天前出现发热、烦躁,对风、光、声等刺激敏感,不敢饮水,闻水声出现咽肌痉挛。家人称患者1个月前曾被野狗咬伤,未作处理。查体:T 38.8℃,P 110次/分,R 28次/分,BP 130/83mmHg,神志清楚,流涎,多汗。

问题:

1. 该患者可能患了什么?
2. 当前有哪些护理问题?
3. 接诊后该如何护理?
4. 如何对广大人群进行该病的预防指导?

狂犬病又名恐水症,是由狂犬病毒引起的,以侵犯中枢神经系统为主的急性人畜共患传染病,临床特征为恐水、怕风、恐惧不安、流涎和咽肌痉挛、进行性瘫痪等。狂犬病是最凶险的病毒性疾病,目前为止,一旦发病,死亡率100%。

(一)病原学

狂犬病毒属于弹状病毒科狂犬病毒属,形如子弹,基因组为单股负链RNA病毒。含有3种抗原:①包膜糖蛋白:可诱发宿主产生保护性的中和抗体,还能与乙酰胆碱受体结合,决定了狂犬病毒的嗜神经性。②核衣壳蛋白:为狂犬病毒的特异性抗原,可使机体产生无保护作用的补体结合抗体。③血凝素:可诱使机体产生血凝抑制抗体。从自然条件下感染的人或动物体内分离的病毒称为野毒株,致病力强,脑外途径接种后,易进入脑组织和唾液腺内繁殖,潜伏期较长。野毒株连续在家兔脑内多次传代获得的病毒株称为固定毒株,其毒力减弱,潜伏期短,对人和犬失去致病力,但仍保持其免疫原性,可供制备疫苗。狂犬病毒对理化因素的抵抗力弱，易被紫外线、碘酒、高锰酸钾、苯扎溴铵及乙醇等灭活，但可耐受低温。

（二）发病机制与病理

狂犬病毒自皮肤或黏膜破损处侵入人体后，对神经组织有强大的亲和力，可分为3个阶段：①病毒侵入外周神经：病毒先在感染部位小量繁殖后侵入近处的外周神经。②侵入中枢神经：沿神经的轴索向中枢神经作向心性扩展，至脊髓的背根神经节再大量繁殖，入侵脊髓并很快到达脑部。主要侵犯脑干、小脑等处的神经细胞。③向各器官扩散：病毒从中枢神经向周围神经及其所支配的组织扩散。由于迷走、舌咽及舌下脑神经核受损，导致吞咽肌及呼吸肌痉挛，出现恐水、吞咽和呼吸困难等症状。交感神经受累时可出现唾液分泌和出汗增多。迷走神经节、交感神经节和心脏神经节受损时引起心血管功能紊乱，可致猝死。狂犬病症状出现之前，唾液腺已受感染，病毒在唾液中大量增殖并随之排出体外。

病理变化主要为急性弥漫性脑脊髓炎。其特征性病变是神经细胞胞质内可见嗜酸性包涵体，称为内基小体（negri body），为狂犬病毒的集落，呈圆形或椭圆形，与红细胞大小相似，染色后呈樱桃红色，具有诊断意义。

【护理评估】

（一）流行病学资料

1. 传染源 带狂犬病毒的动物是本病的传染源，主要是病犬，其次是患病的猫、猪、牛、马等家畜和蝙蝠、狼、狐狸等野生动物等。因狂犬病患者唾液中病毒含量很少而不成为传染源。一些貌似健康的犬或其他动物的唾液中也可带病毒，也能传播狂犬病。

2. 传播途径 病毒主要通过被病兽咬伤传播，唾液中的病毒也可经伤口、抓伤的皮肤侵入人体。少数可在病犬、病猫等动物的宰杀及剥皮过程中被感染。还可因为吸入蝙蝠群居洞穴中含有病毒的气溶胶而感染。器官移植也可传播狂犬病。

3. 人群易感性 人群普遍易感，兽医和动物饲养员尤其易感，人被病犬咬伤而未经预防接种者发病率为15%～20%。人被病兽咬伤后发病与否以及潜伏期的长短与下列因素有关。

（1）咬伤的部位 咬伤头、面、颈、手指者发病较多，且潜伏期较短；咬伤在下肢者则相反。

（2）咬伤的严重性 伤口大而深或有多处伤口者发病率高，且潜伏期较短。

（3）局部处理情况 伤口及时彻底清洗者发病概率减少，且潜伏期较长。

（4）是否接种疫苗 及时、全程、足量注射狂犬疫苗及抗狂犬病血清或抗狂犬病免疫球蛋白者，发病极少。

（5）受伤者免疫功能低下者发病机会多。

4. 流行特征 狂犬病一年四季均有发病，以冬末春初2、3月份发病最低，夏秋季较高，尤以7～11月发病最多。夏秋季发病较多可能与犬类处于发情期易伤人，人在天气较炎热，衣着单薄，容易暴露，且暴露后伤势较严重有关。

（二）身体状况

潜伏期长短不一，一般在3个月内，也有长达10年以上者，潜伏期长短与受伤者年龄（儿童较短）、伤口部位、伤口深浅、进入机体的病毒数量和毒力等有关。典型临床经过分为3期。

1. 前驱期 此期持续2～4天，症状多为非特异性如低热、倦怠、头痛、恶心、全身不适，类似上呼吸道感染症状。继而出现恐惧不安、烦躁失眠，对声、光、风等刺激敏感而有喉头紧缩感。50%～80%的患者在愈合的伤口处及其相应的神经支配区有痒、痛、麻及蚁走等异样感觉，此为最有诊断意义的早期症状。

2. 兴奋期 此期1～3天，临床特点为：①高度兴奋，极度恐怖表情，发作性咽肌痉

挛，可受多种刺激而加重，故有恐水、怕风、怕光、怕声等表现，其中恐水为本病的特征，典型者虽渴而不敢饮，闻水声、见水或仅提及水时均可引起咽喉肌严重痉挛。严重发作时可出现全身肌肉阵发性抽搐，或因呼吸肌痉挛致呼吸困难和发绀。②体温可升高至 38～40℃。③交感神经功能亢进，表现为大量流涎并出现"泡沫嘴"、大汗淋漓、心率加快、血压升高。多数患者神志清楚，少数可出现幻视、幻听等精神异常。

3. 麻痹期　此期一般为 6～18 小时，肌肉痉挛停止，全身弛缓性瘫痪，逐渐由安静转为昏迷状态，最后因呼吸、循环衰竭而死亡。

狂犬病的整个病程一般不超过 6 日。此外，尚有以瘫痪为主要表现的"麻痹型"或"静型"，该型患者无兴奋期及恐水现象，而以高热、头痛、呕吐、肢体软弱甚至瘫痪、共济失调、大小便失禁等。最终因呼吸肌麻痹与延髓性麻痹而死亡。病程长达 10 日，吸血蝙蝠啮咬所致的狂犬病常属此型。

（三）心理 - 社会状况

患者因极度的恐水怕风、咽肌及呼吸肌痉挛、进行性瘫痪等严重症状引起的痛苦而产生恐惧、绝望心理。家属因患者病情重、预后差而产生过分焦虑、悲观的情绪。

（四）辅助检查

1. 血常规检查　白细胞总数增多，中性粒细胞占 80% 以上。

2. 尿常规检查　可发现轻度蛋白尿，偶有透明管型。

3. 脑脊液检查　脑脊液压力可稍增高，细胞数稍增多，一般不超过 200×10^6/L，主要为淋巴细胞，蛋白质轻度增高，糖及氯化物正常。

4. 病原学检查　具有诊断价值。①病毒分离：取患者的唾液、脑脊液、泪液、皮肤或脑组织进行细胞培养或接种于鼠脑分离到病毒。②内基小体检查：取狂犬病动物及患者死后的脑组织进行切片染色，镜检在神经细胞内找到内基小体，阳性率 70%～80%。③核酸检测：采用反转录 - 聚合酶链反应（RT - PCR）检测狂犬病毒 RNA。④抗原检查：取患者的唾液或脑脊液涂片、角膜印片或受伤部位皮肤或脑组织进行荧光免疫法检测抗原，阳性率达 98%。

5. 抗体检查　存活 1 周以上者作血清中和试验或补体结合试验检测抗体，效价上升者有诊断意义。血清中和抗体还可用作评价疫苗免疫力的指标。

（五）治疗要点

狂犬病目前尚无特效治疗方法，发病后以对症综合治疗为主，适当应用抗病毒药物。

1. 一般治疗　隔离患者，防止唾液污染；尽量保持患者安静，减少光、风、声等刺激。

2. 对症治疗　狂躁时用镇静剂；加强监护治疗，吸氧，保持呼吸道通畅，必要时进行人工呼吸器辅助呼吸；维持内环境平衡，有脑水肿时给予脱水剂治疗。

3. 抗病毒治疗　可试用 α - 干扰素、胸腺肽、阿昔洛韦、抗狂犬病免疫球蛋白等抗病毒治疗。

【护理问题】

1. 皮肤完整性受损　与病犬、病猫等动物咬伤或抓伤有关。

2. 有受伤的危险　与患者兴奋、狂躁、出现幻觉等精神异常有关。

3. 有窒息的危险　与病毒损害中枢神经系统导致呼吸肌痉挛有关。

4. 营养失调　与吞咽困难和不能进食、饮水有关。

5. 恐惧　与疾病引起死亡的威胁有关。

【护理措施】

（一）一般护理

1. 接触隔离，专人护理　将患者安置在单人病室，安静卧床休息，并悬挂深色窗帘避光。避免声、光、风、水等不必要的刺激，各项治疗及护理操作应简化，并在使用镇静剂后集中进行。躁动不安者加床栏或适当约束，防止外伤或伤及他人。医护人员须戴口罩及手套、穿隔离衣。患者的分泌物、排泄物及其污染物，均须严格消毒。

2. 保持呼吸道通畅 及时清除口腔及呼吸道分泌物。遵医嘱给氧。备好急救药品及器械，必要时进行气管插管、气管切开，使用人工呼吸机。

3. 饮食护理 痉挛发作的间歇期或使用镇静剂之后，可采取鼻饲方式进食高热量流质饮食，增强患者的营养。必要时可采取静脉补液，维持水、电解质平衡。

（二）病情观察

1. 观察患者生命体征是否平稳，意识有无变化，注意是否存在高热、血压增高、呼吸困难等。

2. 观察有无恐水、怕风、怕声、多汗、流涎等表现。

3. 观察患者伤口及其相应的神经支配区有无异样感觉。

4. 若患者发生抽搐，观察并记录抽搐部位、发作次数、持续时间等。

5. 麻痹期观察呼吸与循环衰竭的进展情况。

6. 准确记录出入液量。

（三）用药护理

遵医嘱使用镇静药物如氯丙嗪、安定，脱水剂如甘露醇及呋塞米等，注意观察药物效果。

（四）心理护理

多数患者神志清楚，可因恐水、怕风、担心病情而异常痛苦，恐惧不安，应关心患者，使用安慰性语言，增强患者安全感，积极配合治疗与护理。

【健康指导】

1. 疾病知识指导 向患者及家属介绍该病发病原因、发病特点及临床经过、预防的重要性、伤口的处理方法等。保持安静，避免声、光、风、水等一切刺激。①向患者及家属进行健康指导，加强狂犬病预防知识的宣教。②严格管理家犬、猫等动物，采取管、免、灭相结合的综合性措施，可疑病兽应立即捕杀并烧毁或深埋。③被病犬咬伤后及时、彻底清洗伤口，并注射狂犬病疫苗，能有效降低狂犬病的发病率。④注射狂犬疫苗后忌油腻、辛辣等刺激性食物，禁酒，多吃一些富含维生素的水果和蔬菜。生活规律，不要过于疲惫。

2. 疾病预防指导

（1）伤口处理 就地、立即、彻底冲洗处理伤口是决定抢救成败的关键。用20%肥皂水或0.1%的新洁尔灭，反复冲洗至少30分钟，二者不可合用，对较深的伤口可用注射器或插入导管对伤口深部行灌注冲洗，然后用

> **考点提示**
> 病犬咬伤后伤口的处理方法及预防接种

70%～75%的乙醇和2%碘酒消毒伤口，伤口不宜缝合，严禁包扎，以利排血引流。如伤及大血管或撕裂较大时，应在彻底清洗伤口的前提下稀疏缝合，在伤口周围用足量抗狂犬病血清浸润注射，并注射狂犬病疫苗，必要时，应用破伤风抗毒素及抗生素。伤者被动物撕裂的衣服应及时更换并煮沸消毒，以防止再接触皮肤和黏膜发生"非咬伤性接触感染"。

（2）预防接种

主动免疫：①被疑为狂犬病的动物咬伤、抓伤后，应立即全程预防接种狂犬病疫苗5次，按0、3、7、14、28天各注射狂犬病疫苗2ml，儿童剂量相同。严重咬伤者全程注射10次，即0、1、2、3、4、5、10、14、30、90天各注射一针。②高危人群如接触狂犬病的工作人员、兽医、山洞探险者、动物管理人员，也应作疫苗接种，按0、7、28天每次注射1ml，共3次，1～3年加强一次。

被动免疫：咬伤部位为头、面、颈部或咬伤严重者，应在伤口底部及周围局部浸润注

射抗狂犬病免疫血清（成人剂量 20ml）一半剂量，另一半剂量作肌肉注射（血清试验阳性者，可改行脱敏注射），或一次性肌肉注射免疫球蛋白 20μg/kg。

目标检测

一、选择题

A1/A2 型题

1. 狂犬病毒在人体内主要侵犯
   - A. 肌肉组织
   - B. 神经组织
   - C. 上皮组织
   - D. 淋巴组织
   - E. 结缔组织

2. 下列哪项不是狂犬病的常见传染源
   - A. 狂犬病患者
   - B. 病犬
   - C. 病猫
   - D. 狐狸
   - E. 蝙蝠

3. 人被病犬咬伤后是否发病，与下列哪项因素无关
   - A. 咬伤的部位及严重性
   - B. 咬伤部位衣服的厚薄
   - C. 病犬存活时间的长短
   - D. 伤口的处理及疫苗的注射情况
   - E. 患者的免疫状态

4. 被犬咬伤后，最正确的处理是
   - A. 注射狂犬病毒免疫血清 + 抗病毒药物
   - B. 注射大剂量丙种球蛋白 + 抗病毒药物
   - C. 伤口处理 + 抗生素
   - D. 伤口处理 + 接种疫苗 + 注射狂犬病毒免疫血清
   - E. 伤口处理 + 注射狂犬病毒免疫血清

5. 男，15 岁，外出玩耍时，不慎被狗咬伤，以下哪项处理措施不当
   - A. 用肥皂水反复冲洗伤口
   - B. 排出伤口处污血
   - C. 75% 乙醇消毒
   - D. 消毒后缝合伤口
   - E. 注射狂犬疫苗

6. 男，18 岁，因被犬咬伤右侧小腿入院。伤口深，面积大，在当地行伤口缝合已 1 小时，此时对伤口最好的处理是
   - A. 伤口已缝合，不必再处理
   - B. 对伤口表面用碘酒、乙醇消毒
   - C. 切开伤口，用肥皂水冲洗后再缝合
   - D. 切开伤口，用肥皂水冲洗，碘酒、乙醇消毒，免疫球蛋白浸润注射
   - E. 切开伤口，用中药汤剂冲洗

扫码"练一练"

（杨　杰）

第九章

人禽流感患者的护理

学习目标

知识要点

1. 了解人禽流感的病原学与发病机制。

2. 熟悉人禽流感的护理问题。

3. 掌握人禽流感的护理评估、护理措施和健康指导。

技能要点

1. 说出禽流感病毒的主要特点。

2. 能对人禽流感患者进行完整的护理评估。

3. 能对人禽流感患者实施正确的护理措施。

4. 能对广大群众进行人禽流感的预防指导。

案 例

女，21岁，2013年2月2日出现发热、头痛、全身酸痛，病情加重后转入贵州省人民医院救治。2月10日，经中国疾控中心对其呼吸道标本复核检测，确认为人禽流感（H5N1）病例。13日9时41分，患者因病情恶化，多器官功能衰竭，经贵州省人民医院抢救无效死亡。

问题：

1. 人禽流感（H5N1）是什么？

2. 该患者是如何被感染上人禽流感（H5N1）的？

3. 接诊时你如何护理？

4. 你如何对人群进行人禽流感（H5N1）预防指导？

人禽流感（human avian influenza）是由甲型流感病毒某些感染禽类亚型中的一些毒株引起的人类急性呼吸道传染病。根据禽流感病毒致病性的不同，分为高致病性禽流感病毒、低致病性禽流感病毒和无致病性禽流感病毒。其中H5N1亚型引起的高致病性禽流感，病情严重，可出现毒血症、感染性休克、多脏器功能衰竭以及瑞氏综合征等并发症而导致患者死亡。

（一）病原学

禽流感病毒属正黏性病毒科甲（A）型流感病毒属，为分节段单股负链RNA病毒。目前已鉴定出 18 个 H 亚型（H1～H18）和 11 个 N 亚型（N1～N11）。其中的 H5 和 H7 亚型毒株（H5N1 和 H7N7 为代表）能引起严重的禽类疾病，称为高致病性禽流感。目前感染人类的禽流感病毒亚型主要为 H5N1、H9N2、H7N7、H7N9、H7N2、H7N3，其中感染 H5N1 亚型的患者病情重，病死率高。人类对大多数 H 和 N 亚型没有免疫力，因此禽流感病毒具有启动人类新的流感大流行的潜在威胁。

禽流感病毒很容易被乙醚、氯仿、丙酮等有机溶剂以及含氯石灰、碘剂等消毒剂所灭活，对热也较敏感，65℃30 分钟或 100℃2 分钟可使该病毒灭活。病毒对低温抵抗力较强，在有甘油保护的情况下可保持活力 1 年以上。病毒在直射阳光下 40～48 小时即可被灭活，如果用紫外线直接照射，可迅速破坏其传染性。

（二）发病机制与病理

人禽流感的发病机制与普通流感的发病机制基本一致，但支气管黏膜严重坏死，肺泡内大量淋巴细胞浸润，可见散在的出血灶和肺不张，有肺透明膜形成。

【护理评估】

（一）流行病学资料

1. 传染源 主要为患禽流感或携带禽流感病毒的鸡、鸭、鹅等家禽。其他禽类、野禽或猪也有可能成为传染源。尚未证实人禽流感患者能作为传染源。

2. 传播途径 主要经呼吸道传播，也可通过密切接触感染的禽类及其分泌物、排泄物、受病毒污染的水等被感染（以粪便中含病毒量最大）。目前尚缺乏人与人之间传播的确切证据。

> **考点提示**
> 人禽流感的传染源和传播途径

3. 易感人群 人群普遍易感。12 岁以下儿童发病率较高，病情较重。与不明原因病死家禽或感染疑似感染禽流感家禽密切接触者为高危人群。

4. 流行特征 禽流感病毒通常只是禽类之间引起感染和传播，一般不会感染人类。1997 年首次发现禽流感病毒由禽到人的传播，自 1997 年到 2007 年间，全球确认 H5N1 人禽流感 306 例，其中死亡 185 例，病死率 60%。

（二）身体状况

潜伏期一般在 7 天以内，通常为 2～4 天。

1. 症状

（1）感染 H9N2 亚型的患者通常仅有轻微的上呼吸道感染症状。

（2）感染 H7N7 亚型的患者常表现为结膜炎。

（3）重症患者一般均为 H5N1 亚型病毒感染。起病急，早期表现酷似普通型流感，主要表现为发热，体温大多持续在 39℃以上，热程 1～7 天，多为 3～4 天。常在发病 1～5

> **考点提示**
> 人禽流感的临床表现

天后出现呼吸急促及明显的肺炎表现。伴流涕、鼻塞、咳嗽、咽痛、头痛、肌肉酸痛和全身不适。多数病情发展迅速，发病 1 周内很快进展为呼吸窘迫，出现呼吸衰竭，即使接受辅助通气治疗，大多数病例仍然死亡。H9N2、H10N7 亚型人禽流感病毒感染者仅出现一过性流感样症状。

（4）感染 H7N9 者以老年人为主，男性比例高于女性，且老年人一旦感染，其临床症状要比青少年严重。截至 2017 年 7 月 1 日，我国内地共报道 1554 例禽流感患者，病死率高达 40%，大多数患者有肺炎表现。

2. 体征 轻者可无明显体征，或有面颊潮红，眼结膜、口咽部充血红肿。重者肺部出现实变体征。

3. 并发症 重者可出现肺炎、肺出血、胸腔积液、全血细胞减少、肾衰竭、败血症、感染性休克及瑞氏综合征等多种并发症。

（三）心理－社会状况

患者因发热、全身酸痛等可导致情绪低落。病情加重，可有精神紧张、焦虑。因被强行隔离或出现并发症时，可有恐惧、悲观、绝望、自卑等心理反应。

（四）辅助检查

1. 血常规检查 外周血白细胞总数一般正常或降低，重症患者多有白细胞总数及淋巴细胞下降。

2. 病毒抗原及基因检测 取患者呼吸道标本采用免疫荧光法（IFA）或酶联免疫法（ELASA）检测甲型流感病毒核蛋白（NP）抗原及禽流感病毒 H 亚型抗原；也可采用反转录 PCR（RT－PCR）法，检测 H 亚型病毒基因。是人禽流感疑似诊断、确定诊断的重要依据。

3. 病毒分离 可从患者呼吸道标本（如鼻咽分泌物、口腔含漱液、气管吸出物或呼吸道上皮细胞）中分离禽流感病毒，是确定诊断的重要依据。

4. 血清学检查 采集发病初期和恢复期双份血清检测禽流感病毒抗体，如前后滴度有 4 倍以上（含 4 倍）升高，可作为回顾性诊断的参考指标。

5. 影像学检查 X 线胸片可见肺内斑片状、弥漫性或多灶性浸润，但缺乏特异性。重症患者肺内病变进展迅速，呈大片毛玻璃状或肺实变影像，少数可伴有胸腔积液。

（五）治疗要点

对疑似病例、临床诊断病例和确诊病例均应进行隔离治疗。注意休息，多饮水，加强营养。应在发病48小时内试用金刚烷胺、奥司他韦（口服剂）、扎那米韦（喷雾剂）、帕拉米韦（针剂）等抗流感病毒药物。高热和中毒症状重者应给氧和补充液体，给予解热、镇痛、止咳、祛痰等对症处理。重症患者治疗要点：①营养支持；②加强血氧监测和呼吸支持；③防治继发细菌感染；④防治并发症，短期使用肾上腺皮质激素可改善毒血及呼吸窘迫症状。

【护理问题】

1. 体温过高 与病毒感染或继发细菌感染引起体温调节中枢失调有关。

2. 气体交换受损 与肺部感染引起的呼吸面积减少有关。

3. 焦虑 与隔离治疗、病情加重、担心预后有关。

4. 潜在并发症 肺炎、肺出血、胸腔积液、全血细胞减少、肾衰竭、败血症、感染性休克、瑞氏综合征。

【护理措施】

（一）一般护理

1. 隔离 人禽流感属法定乙类传染病，但按甲类传染病进行隔离治疗和管理。确诊病例可置同一病房隔离，疑似病例宜安置在单人房间，限制患者只在病室内活动，原则上禁止探视、不设陪护。

2. 休息与活动 急性期卧床休息，取舒适体位，协助患者做好生活护理。

3. 饮食护理 发热期应多饮水，给予易消化、营养丰富、富含维生素的流质或半流质饮食。

（二）病情观察

观察患者的生命体征，密切观察症状、体征的变化，监测有无肺炎、肺出血、胸腔积液、全血细胞减少、肾衰竭、败血症、感染性休克及瑞氏综合征等并发症出现。

（三）对症护理

1. 高热 嘱患者卧床休息，严密监测体温，可用冰袋冷敷、温水或酒精擦浴等物理方法降温，必要时遵医嘱应用药物降温。降温过程中应注意防止脱水。

2. 并发肺炎等多器官功能衰竭 协助患者取半卧位，保持呼吸道通畅，予以吸氧，湿化气道，协助咳嗽、吸痰，出现呼吸衰竭时及早应用机械通气等。出现其他脏器功能衰竭时按相应对症护理。

（四）用药护理

注意观察药物疗效及不良反应，金刚烷胺、奥司他韦均应及早用药，发病48小时（尤其24小时）内用药较佳。金刚烷胺的不良反应主要有头晕、失眠、共济失调等神经精神症状，老年人慎用，孕妇及癫痫患者禁用。1岁以下儿童不推荐使用奥司他韦。儿童忌服含阿司匹林成分的药物，以避免产生瑞氏综合征。

（五）心理护理

向患者及家属讲解人禽流感的一般知识，说明隔离和支持疗法的重要性，说明精神紧张不利于疾病康复，多安慰和鼓励患者，增强其治疗信心，积极配合治疗与护理。

【健康指导】

1. 疾病知识指导 向患者及家属解释人禽流感的发病与流行特征，实施隔离和消毒的必要性。生活要规律，劳逸结合，避免过于劳累和重体力活动，加强营养，严格遵医嘱用药。

2. 疾病预防指导 健康的生活方式非常重要，勤洗手，养成良好的个人卫生习惯。保持室内清洁，每天开窗换气两次，每次30分钟左右，冬季禁止吹对流风。尽量少去空气不流通的场所。要特别注意饮食卫生，进食禽肉、蛋类要彻底煮熟，加工、保存食物时要注意生、熟分开。不喝生水，不生食禽肉和内脏，解剖家禽、家畜及其制品后要彻底洗手。普通人群尤其是儿童应避免密切接触家禽和野禽。密切接触者可试用抗流感病毒药物或按中医辨证施治。

> 📝 **考点提示**
>
> 人禽流感的健康指导

3. 疾病防疫指导

（1）**监测及控制传染源** 加强禽类疾病的监测，一旦发现禽流感疫情，动物防疫部门应立即封锁疫区，将高致病性禽流感疫点周围半径3公里范围划为疫区，捕杀疫区内的全部家禽，并对疫区5公里范围内的易感禽类进行强制性疫苗紧急免疫接种。

（2）**切断传播途径** 禽流感疫情发生后，应对禽类养殖场、市售禽类摊位一级屠宰场进行彻底消毒，对死禽及禽类废弃物应销毁或深埋。医院诊室要彻底消毒，防止患者排泄物及血液污染院内环境及医疗用品。医护人员要做好个人防护，加强检测标本和实验室毒株的管理，各项操作要严格、规范，防止医院感染和实验室的感染及传播。

知识链接

H7N9 型禽流感

H7N9 亚型禽流感病毒是甲型流感中的一种。2013 年 3 月底，在上海和安徽两地发现 3 人感染 H7N9 禽流感病例。H7N9 是全球首次发现的新亚型流感病毒，尚未纳入我国法定传染病监测报告系统，也尚未有疫苗推出。H7N9 型禽流感病毒为新型重配病毒，其内部基因来自 H9N2，潜伏期一般在 7 天以内。2013 年 4 月 4 日，在上海市一家市场上的鸽子中检出 H7N9 流感病毒，与人感染 H7N9 禽流感有较高同源性。但人如何感染尚不明确，可能由携带 H7N9 禽流感病毒的禽类及其粪便、羽毛、呼吸道分泌物、血液等，经呼吸道、接触等方式传播给人类。目前尚无确切证据显示 H7N9 病毒可以在人与人之间传播。

目标检测

一、选择题

A1/A2 型题

1. 高致病性禽流感主要由下列哪种禽流感病毒引起
   A. H5N1　　　　　　　　　　　B. H7N7
   C. H9N2　　　　　　　　　　　D. H1N1
   E. H16N9

2. 下列哪项不是 H5N1 人禽流感的早期临床表现
   A. 发热、流涕、鼻塞　　　　　B. 结膜炎
   C. 咳嗽、腹痛、腹泻　　　　　D. 咽痛、头痛
   E. 全身酸痛

3. 下列哪项可以作为人禽流感的实验室诊断依据
   A. 血液中白细胞总数增多
   B. 血液中血小板总数降低
   C. 恢复期患者血清中抗禽流感病毒抗体滴度比急性期有 ≥4 倍升高
   D. X 线胸部检查出现阴影
   E. 呼吸道标本中检出细菌

4. 女，28 岁，因高致病性禽流感住院隔离治疗，护士对其进行健康指导的措施中哪项错误
   A. 尽量少去空气不流通的场所
   B. 进食禽肉、蛋类要彻底煮熟
   C. 杀鸡、宰鸭后要彻底洗手
   D. 养成健康的生活方式
   E. 除天鹅外，应避免密切接触禽类

5. 男，36 岁，因甲型 H5N1 禽流感住院隔离治疗，护士在患者出院时到社区进行健康

扫码"练一练"

指导中，重点提示下列哪种不能作为人禽流感患者的传染源

  A. 疫区内的家禽如鸡、鸭、鹅   B. 疫区内的野禽

  C. 疫区内的猪   D. 疫情发生前疫区内的鸡蛋

  E. 禽流感患者

（刘　珊）

第十章

严重急性呼吸综合征患者的护理

学习目标

知识要点

1. 了解严重急性呼吸综合征的病原学与发病机制。

2. 熟悉严重急性呼吸综合征的护理问题。

3. 掌握严重急性呼吸综合征的护理评估、护理措施和健康指导。

技能要点

1. 说出冠状病毒的主要特点,理解严重急性呼吸综合征的发病原理。

2. 能对严重急性呼吸综合征患者进行完整的护理评估。

3. 能对严重急性呼吸综合征患者实施正确的护理措施。

4. 能对严重急性呼吸综合征患者、家属及广大群众进行健康指导。

案 例

患者,女,27岁,广州某医院护士,于2003年2月23日出现发热、干咳、腹泻,2月24日入院。查体:体温40.5℃,双肺可闻及少量湿啰音,周围血常规白细胞总数 2.36×10^9/L,分类 N 0.81,L 0.1,查胸部 X 线肺片状阴影。

问题:

1. 该患者可能发生了什么?

2. 接诊时你如何防护?

3. 你应观察患者哪些指标?

4. 你如何对广大人群进行预防指导?

严重急性呼吸综合征(severe acute respiratory syndrome,SARS)为一种由冠状病毒(SARS - CoV)引起的急性呼吸道传染病,临床特征为发热、头痛、干咳、气促、肌肉酸痛,乏力等,并可迅速发展至急性呼吸窘迫综合征(ARDS),如抢救不及时,可导致死亡。其临床表现与其他非典型性肺炎相似,但传染性强,所以又称传染性非典型肺炎。2003年7月5日,世界卫生组织宣布已经成功控制 SARS。

(一)病原学

SARS 冠状病毒是一类有广泛宿主动物的冠病毒科病毒,为单股正链 RNA 病毒,直径

60～120nm，呈球形或椭圆形，亦可呈多形性。基因组含有 27～32kb 个核苷酸，病毒结构蛋白主要包括核蛋白、S 蛋白、M 蛋白和 E 蛋白。在部分病毒株中还可见 HE 蛋白。这些结构蛋白中，S 蛋白最为重要。S 蛋白是一种糖蛋白，位于病毒表面，对病毒黏附和进入宿主细胞起到重要作用，且具有抗原性，S、M、N 蛋白均与机体免疫反应有关。

SARS 冠状病毒在人体常见的排泄物（痰、粪便、尿液）和血液中，能长时间保持活力。在 24℃条件下，在痰中和粪便中存活约 5 天，在尿液中存活约 10 天，血液中可存活 15 天，在室内条件下，滤纸、棉布、木块、土壤、金属、塑料、玻璃等表面可存活 3 天。对含氯消毒剂和紫外线、过氧乙酸、乙醚、甲醛等敏感。SARS 病毒对温度敏感，随着温度的升高，病毒存活显著下降，56℃加热 90 分钟、75℃加热 30 分钟能够使其灭活。

SARS 病毒的 IgM 和 IgG 抗体在起病后 10～14 天出现，IgM 急性期和恢复早期就可达高峰，约 3 个月消失，IgG 在病程第 3 周可达高滴度，12 个月后仍持续高效价，可能是保护性抗体。

（二）发病机制与病理

发病机制尚不清楚。目前研究认为：SARS 冠状病毒进入呼吸道，直接侵犯肺部，病毒颗粒吸附于呼吸道上皮细胞膜，通过吸附、膜融合和吞入进入细胞质内，病毒基因组 RNA 复制，生成新的子代病毒颗粒，并以芽孢的形式释放，造成细胞病变和损伤。此外，患者血淋巴细胞计数和 $CD3^+$、$CD4^+$、$CD8^+$ 降低，尤其重症和预后差者降低更明显，另外临床上应用肾上腺皮质激素可以改善肺部炎症反应，减轻临床症状，提示细胞免疫损伤可能为本病发病的主要原因。

SARS 冠状病毒感染引起自身免疫反应，导致炎症细胞聚集，炎症介质和细胞因子释放，双肺明显肿胀，镜下肺间质和肺泡炎性水肿、充血、透明膜形成、水肿纤维化等，病程 3 周后可见肺间质纤维化，造成肺泡纤维闭塞。镜下有小血管内微血栓和肺出血，散在的小叶性肺炎、肺泡上皮脱落、增生等。SARS 患者尸检显示肺部病理改变符合急性肺损伤（ALI）和急性呼吸窘迫综合征（ARDS）的表现，相应病理生理变化包括肺顺应性降低，通气/血流比例失衡及弥散功能障碍，因此出现进行性低氧血症、呼吸性碱中毒，病变晚期因出现呼吸肌疲劳和通气不足，低氧血症进一步加剧。

直通护考

由新型冠状病毒引起，以肺间质病变为主的肺炎是
A. 严重急性呼吸综合征　　　B. 肺炎支原体肺炎
C. 衣原体肺炎　　　　　　　D. 军团菌肺炎
E. 流感嗜血杆菌肺炎
解析：答案中只有严重急性呼吸综合征由新型冠状病毒引起的，所以答案是 A。

【护理评估】

（一）流行病学资料

1. 传染源　传染源主要是 SARS 患者，特别是重症患者。SARS 病毒感染机体出现症状后，就具有传染性，潜伏期的传染性很低或无传染性，康复后的人无传染性，隐性感染者是否存在及其作为传染源的意义尚无足够的资料佐证。尚未发现慢性患者。有报道称 SARS 病原体来自果子狸，提示野生动物可能是传染源和储存宿主，但有待证实。

扫码"看一看"

2.传播途径

（1）呼吸道传播 以近距离飞沫传播为主，是本病的主要传播途径。

考点提示

SARS的主要传播途径

（2）接触传播 密切接触患者的分泌物、排泄物或其他体液及污染物而感染。

（3）消化道传播 SARS患者粪便中可检出SARS病毒的RNA，排出的病毒通过污染的手、水、玩具、苍蝇和食物等经口传播也可感染。

3.人群易感性 人群普遍易感，感染后可获得较持久免疫力。发病者青壮年居多，儿童、老年较少见。高危人群主要是与SARS患者有密切接触缺少防护措施的人群，如医护人员、与SARS患者同居一室者。

4.流行特征 2002年11月首发病例在广东佛山市出现，2003年1月底在广州开始流行，2~3个月达高峰，很快分布遍及全世界，很多地区先后出现感染病例，中国香港、越南、加拿大、新加坡、中国台湾等地最严重，城市为主，农村少发。有家庭和医院聚集现象，社区以散发为主，偶有点状暴发。本次流行终止后，2003年8月，国家卫生部（卫计委）公布本病病历报告，我国共5327例，死亡349例，全球累计8422例，死亡916例。

（二）身体状况

潜伏期1~16天，常见3~5天。

1.症状 发热为最常见的首发症状，体温常不低于38℃，伴畏寒、寒战、头痛、全身肌肉关节酸痛、明显乏力、腹泻等，常无鼻塞、流涕等上呼吸道卡他症状。

考点提示

SARS的主要症状

年老体弱、有慢性基础疾病或近期手术者，可不以发热为首发症状。发病3~7天后出现下呼吸道症状，干咳，少许白痰，偶见痰血。病情10~14天达高峰，出现胸闷、频繁咳嗽、气促、呼吸困难，轻微活动气喘，被迫卧床休息。此期易发生呼吸道继发性感染，少数严重者出现急性呼吸窘迫综合征而死亡。病情进入2~3周后，发热渐退，其他症状减轻或消失，但肺部炎症改变的吸收和恢复较为缓慢，体温正常后2周左右才能完全吸收恢复正常。

2.体征 早期肺部体征不明显，与胸部X线表现不相一致，往往胸部X线示两肺广泛性病变，但胸部体检仍无异常发现，部分患者肺部听诊可闻少许干、湿啰音或肺实变体征。

（三）心理-社会状况

SARS病死率高，患者和家属会产生悲观、消极等情绪；患者因受单独隔离，且病情重，常易出现孤独感和焦虑、恐慌等心理障碍，烦躁不安，病情严重者可出现恐惧和绝望心理。

（四）辅助检查

1.血常规 早期白细胞总数不高或降低，中性粒细胞可增多。晚期合并细菌感染时，白细胞总数可增高，部分患者血小板可减少。重症患者白细胞总数减少，T淋巴细胞亚群中CD3$^+$、CD4$^+$、CD8$^+$均减少，以CD4减少明显。

2.生化检查 多数患者出现肝功能异常，丙氨酸氨基转移酶（ALT）、乳酸脱氢酶（LDH）、肌酸激酶（CK）升高。少数患者血清白蛋白降低。肾功能及血清电解质大多正常。

3.血气分析 重症患者动脉血氧分压（PaO$_2$）<70mmHg，动脉血氧饱和度（SaO$_2$）<93%，动脉血气分析可帮助判断病情的严重程度及病情演变过程。

4.病原学和血清学检测 采集患者呼吸道分泌物、血液进行培养分离病毒或双份血清进行 SARS 冠状病毒及其特异性抗体检测，有助于诊断。

5. 肺部影像学检查 肺部可见不同程度的斑片状或网状浸润性阴影，短期内增多，常为双侧改变。特点是病变分布弥散，主要呈间质性表现（磨砂玻璃样），进展迅速而消散缓慢。

（五）治疗要点

目前尚无特效治疗方法，采取综合治疗措施。总原则为早发现、早隔离、早治疗，早期可采取适当抗病毒治疗。重症患者注意防治急性呼吸窘迫综合征和多器官功能障碍综合征。

1. 一般治疗 卧床休息，避免用力和剧烈咳嗽，注意水电解质平衡和补充维生素。定期复查胸片，每次间隔不超过 3 天；每天定时或持续监测脉搏容积血氧饱和度（SpO_2）；定期复查血常规、尿常规、血电解质、肝肾功能、心肌酶谱、T 淋巴细胞亚群。

2. 对症治疗 早期给予持续鼻导管吸氧。发热超过 38.5℃ 或全身酸痛明显者，可使用解热镇痛药。高热者给予冰敷、酒精擦浴、降温毯等物理降温措施，儿童禁用水杨酸类解热镇痛药。咳嗽、咯痰者可给予镇咳、祛痰药。有心、肝、肾等器官功能损害者，应采取相应治疗。腹泻患者应注意补液及纠正水、电解质失衡。

3. 糖皮质激素的使用 具备以下指征之一即可应用：①有严重的中毒症状，持续高热不退，经对症治疗 3 天以上最高体温仍超过 39℃。②X 线胸片显示多发或大片阴影，进展迅速，48 小时之内病灶面积增大超过 50%，且在正位胸片上占双肺总面积的 1/3 以上。③达到急性肺损伤（ALI）或 ARDS 的诊断标准。应规律使用，时间不宜过长，具体剂量根据病情调整，儿童慎用。

4. 抗病毒治疗 早期可试用蛋白酶抑制剂类药物洛匹那韦及利托那韦等。

5. 免疫治疗 胸腺肽、干扰素、丙种球蛋白等非特异性免疫增强剂对本病的疗效尚未肯定，不推荐常规使用。SARS 恢复期血清的临床疗效尚未被证实，对诊断明确的高危患者，可在严密观察下试用。

6. 抗菌药物的使用 目的：一是用于疑似患者的试验治疗，以帮助鉴别诊断；二是用于治疗和控制继发细菌、真菌感染。

知识链接

无创正压机械通气（NPPV 或 NIPPV）

重症病例可及时使用，NIPPV 可以改善呼吸困难的症状、改善肺的氧合功能、有利于患者度过危险期，有可能减少有创通气的应用。其应用指征为：①呼吸次数 >30 次/min；②吸氧 5L/min 条件下，SpO_2 <93%。禁忌证为：①有危及生命的情况，需要紧急气管插管；②意识障碍；③呕吐、上消化道出血；④气道分泌物多和排痰障碍；⑤不能配合 NIPPV 治疗；⑥血流动力学不稳定和有多器官功能损害。该模式通常使用参数为：持续气道正压通气（CPAP），压力水平一般为 0.4~1.0kPa（4~10cmH$_2$O），或压力支持通气＋呼气末正压（PSV＋PEEP），PEEP 水平一般 0.4~1.0kPa，吸气气压水平一般 1.0~2.0kPa（10~20cmH$_2$O），调节吸氧流量和氧浓度，维持血氧饱和度 >93%。NPPV 应持续应用（包括睡眠时间），减少暂停时间，直到病情缓解。NPPV 治疗后，若氧饱和度改善不满意，PaO$_2$ <8.0kPa（60mmHg），或对 NPPV 不能耐受者，可及时进行有创正压机械通气治疗。

7. 中医辅助治疗 本病属于中医学瘟疫和热病的范畴，中医药治疗的原则是早治疗、重祛邪、早扶正、防传变。

【护理问题】

1. 体温过高 与SARS冠状病毒感染或继发细菌感染有关。

2. 活动无耐力 与感染后全身中毒症状有关。

3. 焦虑 与隔离、病情较重、担心预后有关。

4. 气体交换受损 与肺部炎症导致呼吸面积减少有关。

5. 潜在并发症 休克、呼吸衰竭、多器官功能障碍综合征、继发感染等。

【护理措施】

（一）一般护理

1. 隔离 SARS在传染病防治法中属乙类传染病范畴，但按甲类严格隔离管理，发现后应尽快上报上级卫生部门，做到早发现、早报告、早隔离、早治疗。实行呼吸道严格隔离：收治在专门的病房内，患者不得外出，不准探视；所用食具、用具、洗漱用品、美容美发用品（如剃须刀）和患者的排泄物、分泌物随时严格消毒，防止污染环境；医护人员进入病区要做好严格防护，戴12层纱布口罩或N95口罩，戴帽子、眼防护罩、手套、鞋套及穿隔离衣，接触患者后要洗手和进行手消毒。患者至体温正常7天以上、呼吸系统症状明显改善及X线胸片明显改善方可考虑出院。

2. 休息与活动 卧床休息，取舒适体位，避免劳累和剧烈咳嗽，保持病室整洁，温湿度适宜。

3. 饮食护理 进食清淡、易消化、富含蛋白质、维生素的流质或半流质饮食，补充足够的水分，利于排痰。

（二）病情观察

密切观察患者体温、呼吸、神志、血常规、胸片的变化及血气分析、血氧饱和度等，留意患者的心理和情绪反应，一旦发现异常变化，及时报告医生，积极配合处理。

（三）对症护理

保持呼吸道通畅，吸氧；鼓励排痰，痰黏稠者用祛痰药，必要时雾化吸入；体温过高者采取物理降温，必要时遵医嘱用解热镇痛剂；呼吸急促、呼吸困难者备好气管插管、气管切开、人工呼吸器等抢救物品。

（四）用药护理

遵医嘱使用抗病毒药物、抗生素及糖皮质激素等药物，严格掌握适应证，注意观察药物疗效及不良反应。对重型高血压、活动性胃十二指肠溃疡、精神病、癫痫、中度以上糖尿病及妊娠期患者，应慎用激素。

（五）心理护理

向患者及家属解释疾病的特点、隔离的意义和预后，消除患者及家属的紧张、焦虑、悲观情绪，讲解SARS的一般知识，使患者对自己的疾病有较全面的认识，正确对待疾病，保持乐观情绪，增强治疗的信心，积极配合治疗与护理。

【健康指导】

1. 疾病知识指导 ①生活指导：出院后注意休息，可适当锻炼，以不疲劳为度，增加心肺功能。②饮食指导：加强营养，适当增加蛋白质、维生素、水的摄入，注意饮食均衡。③用药指导：严格遵医嘱用药，不滥用药物，不能自行增减或停药。④隔离指导：接触者要接受隔离观察，自测体温，避免与其他人接触，为期 14 天，按规定出院时已无传染性。⑤病情监测：出院患者要注意体温变化，复查胸片、肝肾功能等，有异常及时就诊。⑥工作指导：恢复后休息一段时间，复查胸片，肺部完全正常后可适当开始工作，逐渐增加活动量。

2. 疾病预防指导　平时注意锻炼身体，加强营养，养成良好的卫生习惯，勤洗手，不随地吐痰，避免在人面前咳嗽、打喷嚏。SARS 流行期间，应尽可能减少公众集会和集体娱乐活动，出门戴口罩。保持房间和公共场所清洁，注意室内空气消毒或开窗通风换气。加强 SARS 主要临床特征的宣教，接触者自觉隔离，出现可疑症状应尽早就医，避免延误病情，导致疾病扩散。

目 标 检 测

一、选择题

A1/A2 型题

1. SARS 的传染源主要为

    A. 患者　　　　　　　　　　　B. 隐性感染者

    C. 慢性患者　　　　　　　　　D. 接触者

    E. 携带者

2. SARS 的首发症状是

    A. 干咳　　　　　　　　　　　B. 血痰

    C. 肺实变　　　　　　　　　　D. 发热

    E. 呼吸困难

3. 我国将 SARS 列入法定传染病管理范畴，属于

    A. 甲类传染病

    B. 乙类传染病

    C. 丙类传染病

    D. 乙类传染病，但其预防、控制措施采取甲类传染病的方法执行

    E. 丙类传染病，但其预防、控制措施采取乙类传染病的方法执行

4. SARS 流行期间，以下个人防护措施不恰当的是

    A. 勤洗手，不随地吐痰　　　　B. 咳嗽、打喷嚏不要对着人

    C. 适量运动增强免疫力　　　　D. 外出戴口罩

    E. 注射干扰素

A3/A4 型题

(5～6 题共用题干)

女，32 岁，护士，于 2003 年 2 月 8 日开始出现发热，头痛，关节、肌肉酸痛，乏力，胸闷，咳嗽，咳少许血丝痰，于 2 月 10 日入院。查体发现体温40.1℃，无淋巴结肿大，右

肺可闻少许湿啰音，肝脾肋下未触及。入院时 WBC 3.2×10^9/L，RBC 4.6×10^{12}/L，PLT 72×10^9/L，ALT 85U/L，AST 104U/L。胸片示右中叶局灶性炎症。护理过 SARS 患者。

5. 本例最可能诊断什么病

    A. 病毒性肝炎   B. 艾滋病

    C. SARS   D. 肺炎球菌肺炎

    E. 白血病

6. 对该患者护理措施错误的是

    A. 按甲类传染病管理立即上报和隔离

    B. 患者可以适当外出活动

    C. 接触该患者的人员应严格防护

    D. 应密切观察患者呼吸情况及血气分析检测，防止呼吸窘迫

    E. 观察患者用糖皮质激素后的不良反应

（王玉英）

扫码"练一练"

第十一章

细菌性食物中毒患者的护理

学习目标

知识要点

1. 了解细菌性食物中毒的病原学与发病机制。

2. 熟悉细菌性食物中毒的护理问题。

3. 掌握细菌性食物中毒的护理评估、护理措施和健康指导。

技能要点

1. 说出细菌性食物中毒病原学的主要特点，理解细菌性食物中毒的发病原理。

2. 能对细菌性食物中毒患者进行完整的护理评估。

3. 能对细菌性食物中毒患者实施正确的护理措施。

4. 能对细菌性食物中毒患者、家属及广大群众进行健康指导。

☞ 案 例

男，32岁，因"恶心、呕吐、腹痛、腹泻3小时"到医院就诊。入院前一天晚上朋友聚餐，同吃的8人有7人发病。

问题：

1. 该患者可能发生了什么？

2. 为明确诊断，还需做哪些检查？

3. 接诊时如何护理？

4. 如何对该患者及其家人进行健康指导？

细菌性食物中毒（bacterial food poisoning）是指由于进食被细菌或细菌毒素污染的食物，引起的急性感染性中毒性疾病。包括细菌感染与细菌毒素的中毒过程，又称为食物中毒感染。根据临床表现可分为胃肠型食物中毒与神经型食物中毒，其中以前者最常见。胃肠型食物中毒多发生于夏秋季节，以腹痛、呕吐、腹泻等急性胃肠炎症状为主要特征，本节主要阐述此型。

（一）病原学

许多细菌均可引起胃肠型食物中毒，常见的有沙门菌属、副溶血性弧菌、金黄色葡萄球菌、蜡样芽孢杆菌、变形杆菌、大肠埃希菌等。

1. 沙门菌属 是引起胃肠型食物中毒最常见的病原菌之一，以鼠伤寒沙门菌、肠炎沙门菌、鸭沙门菌和猪霍乱沙门菌较多见。该菌革兰染色阴性，需氧，不产生芽孢，无荚膜，有鞭毛，能运动。沙门菌广泛存在于家畜、家禽的肠道、内脏和肌肉中，细菌通过粪便排出，污染饮水、食物、餐具等，人进食后造成感染。该菌对外界抵抗力较强，在水和土壤中能存活数月，粪便中能存活 1~2 个月，在冰冻环境中能越冬。不耐热，55℃ 1 小时或 60℃ 10~20 分钟死亡，5% 苯酚 5 分钟内即可将其杀灭。

2. 副溶血性弧菌 为革兰阴性多形性球杆菌，有荚膜，好运动。本菌广泛存在于带鱼、黄鱼、乌贼、梭子蟹等海产品及含盐较高的咸菜、咸肉等腌制品食物中，又称为嗜盐菌。在海水中能存活 40 余天，淡水中生存 1~2 天。在 37℃ pH 7.7 含氯化钠 3%~4% 的环境中生长最好。对酸敏感，食醋中 3 分钟即死亡。不耐热，56℃ 5~10 分钟或 90℃ 1 分钟灭活。

3. 金黄色葡萄球菌 革兰染色阳性，不形成芽孢，无荚膜。广泛存在于人体的皮肤、鼻腔、鼻咽部、指甲或皮肤化脓性病灶中。在乳类、肉类食物中极易繁殖，在剩菜、剩饭中易生长。该菌污染牛奶、蛋类、淀粉类食物后，在 37℃ 经 6~12 小时繁殖而产生外毒素（肠毒素），此毒素属于低分子量可溶性蛋白质，包括 8 个血清型（A、B、C1、C2、C3、D、E、F），以 A、D 型引起食物中毒最多见。此毒素耐高温，经加热煮沸 30 分钟仍能致病。

4. 蜡样芽孢杆菌 为革兰染色阳性的厌氧芽孢杆菌，在体内形成荚膜，无鞭毛，不活动。芽孢抵抗力极强，在 110℃ 存活 1~4 天，能分泌强烈的外毒素，根据毒素性质分为 6 型（A、B、C、D、E、F）。以 A 型（产生肠毒素）为多，C 型与 F 型偶可引起出血性坏死性肠炎。本病在自然界分布较广，污水、垃圾、土壤、人和动物的粪便、昆虫以及食物中等均可检出。

5. 变形杆菌 为革兰染色阴性的无芽孢多形性小杆菌，有鞭毛，运动活跃。引起胃肠型食物中毒的主要是普通变形杆菌、奇异变形杆菌、产黏变形杆菌。本菌广泛存在于水、土壤、腐败的有机物及污水中，也常存在于人和家禽的肠道中。变形杆菌在夏季的凉拌菜或存放较久的饭、菜中均能产生肠毒素，还可产生组胺脱羧酶，使蛋白质中的组氨酸脱羧成组胺，从而引起人体过敏反应。

6. 大肠埃希菌 体外抵抗力较强，在水和土壤中能存活数月，目前已发现 170 多个血清型。为人和动物肠道正常寄居菌，特殊条件下可致病。能引起食物中毒的菌种有 16 个血清型，常见的有 0111、0114、0128、055、020、0119、086、0125、0127 等。

（二）发病机制与病理

细菌性食物中毒分为毒素型、感染型和混合型。细菌或毒素随受污染的食物进入人体，是否发病及病情的轻重与食物受细菌和毒素污染的程度、进食量、机体抵抗力等因素有关。上述细菌大多数能产生肠毒素或类似的毒素，或菌体裂解释放内毒素，引发人体剧烈的胃肠道反应。由于肠毒素刺激肠壁上皮细胞，激活腺苷酸环化酶，引起一系列酶反应，促进液体及氯离子的分泌，抑制肠壁上皮细胞对钠和水分的吸收，导致分泌性腹泻。

细菌进入肠道后大量繁殖，肠黏膜上皮细胞受侵袭，造成肠黏膜充血、水肿，上皮细胞变性、坏死、脱落并形成溃疡，甚至出现黏液脓血便。重症病例可有肺、肝、肾等脏器的中毒性变化。

【护理评估】

（一）流行病学

1. 传染源　主要是被致病菌感染的动物如家畜、家禽和人。副溶血性弧菌是一种海洋细菌，其传染源主要是鱼、虾、蟹、贝类等海产品。

2. 传播途径　主要通过食用被细菌污染的食物而传播，包括食品本身带菌，或在加工、贮存过程中污染。苍蝇、蟑螂亦可为沙门菌、大肠埃希菌污染食物的媒介。

3. 易感人群　人群普遍易感，病后通常不产生持久免疫力，可发生反复感染。

4. 流行特征　本病有明显的季节性，夏秋季节尤易发生，此与夏季气温高、食物原料不新鲜、保存或烹调不当，细菌易在食品中大量繁殖密切相关。病例可散发，也可以集体发病等形式出现。

（二）身体状况

潜伏期：本病潜伏期较短，通常在进食后数小时内发病。金黄色葡萄球菌的潜伏期一般为 1~5 小时；蜡样芽孢杆菌的潜伏期为 1~2 小时；沙门菌的潜伏期为 4~24 小时；变形杆菌的潜伏期为 5~18 小时；副溶血弧菌的潜伏期为 6~12 小时。

1. 症状　临床症状基本相似，起病较急，主要有腹痛、腹泻、恶心、呕吐等急性胃肠炎症状。一般先有腹部不适，继而出现中、上腹部疼痛，可呈持续性或阵发性绞痛，随后出现恶心、呕吐。呕吐多为所进食物，葡萄球菌、蜡样芽孢杆菌食物中毒呕吐较剧烈，呕吐物含胆汁，有时带血或黏液。腹泻轻重不一，每天次数不等，多为黄色稀水便或黏液便，可呈血水样腹泻。侵袭性细菌引起的食物中毒可有发热、腹部阵发性绞痛、里急后重和黏液脓血便。病程较短，多在 1~3 天内恢复。腹泻严重者可出现脱水、酸中毒，甚至休克。

> **考点提示**
>
> 细菌性食物中毒的临床症状

2. 体征　一般有中、上腹部压痛，肠鸣音亢进。

（三）心理－社会状况

由于起病急，会使患者产生不同程度的紧张、焦虑心理，病情严重者可出现恐惧心理。

（四）实验室和其他检查

对可疑食物、患者呕吐物及粪便等作细菌培养，如分离到同一病原菌即可确诊。

（五）治疗要点

本病病程较短，多以对症治疗为主。呕吐、腹痛明显者可用解痉剂阿托品或山莨菪碱。能进食者应给予口服补液盐服用，剧烈呕吐不能进食或腹泻频繁者，给予葡萄糖生理盐水静脉滴注。细菌性食物中毒多为自限性，一般不用抗菌药物，若病情严重者伴有高热或排出黏液脓血便者，应选用有效的抗菌药物，如沙门菌、副溶血性弧菌可选用喹诺酮类抗菌药物。脱水严重甚至休克者应及时补液及抗休克治疗，纠正水、电解质及酸碱平衡失调。

【护理问题】

1. 疼痛：腹痛 与胃肠道炎症、肠痉挛有关。

2. 腹泻 与胃肠道细菌感染有关。

3. 营养失调：低于机体需要量 与呕吐、腹泻有关。

4. 潜在并发症 酸中毒、休克等。

【护理措施】

（一）一般护理

1. 隔离 对患者实施消化道隔离，对其呕吐物和排泄物进行消毒处理。

2. 休息与活动 保持室内空气流通，患者宜卧床休息，以减少体力消耗。待病情好转后过渡到下床活动，并逐渐增加活动量。

3. 饮食护理 呕吐及严重腹泻者应暂时禁食，呕吐、腹泻减轻后给予流质饮食，多饮淡盐水，忌食高脂肪、多纤维食物。病情好转后可逐渐恢复正常饮食。进食不足者给予静脉营养，注意维持水、电解质及酸碱平衡。

（二）病情观察

密切观察生命体征、呕吐和腹泻次数、量及性质的变化，及时协助患者将呕吐物和粪便送检。注意观察有无并发症的早期表现和危险因素发生，呕吐、腹泻严重者应注意观察患者的血压、神志、面色、皮肤弹性等变化。严格记录出入量和各种检查结果，及时发现脱水、酸中毒、休克等征象，一旦发现病情变化，及时报告医生，积极配合处理。

（三）对症护理

1. 呕吐 因呕吐有助于清除胃肠道内残留的毒素，故一般不予止吐处理，但应帮助呕吐者清除呕吐物，用清水漱口，保持口腔清洁。呕吐严重者暂禁食，轻者给予清淡易消化的流质或半流质饮食。

2. 腹痛 腹痛时给予腹部保暖，禁食生冷食物。腹痛剧烈者可遵医嘱口服颠茄合剂或皮下注射阿托品，以缓解疼痛。

3. 腹泻 因腹泻有助于清除体内毒素，早期不采用止泻剂。但应鼓励腹泻者多饮淡盐水，以补充水分和电解质。

（四）用药护理

遵医嘱正确使用药物，注意观察药物疗效和不良反应，如使用阿托品，应留意观察是否出现口干、心动过速、瞳孔变大等表现。

【健康指导】

1. 疾病知识指导 向患者及家属进行有关细菌性食物中毒的宣讲指导，使其对细菌性食物中毒有一定的了解，发现可疑病例时及时就诊，并严格执行消化道隔离措施。

2. 疾病预防指导 注意饮食卫生，加强食品卫生管理，严防病从口入。重点向广大群众进行卫生宣传指导，尤其在夏秋季节，不要食用不洁、腐败变质食物或未煮熟的食品。食用剩菜、剩饭前一定要加热煮透。为避免熟食受到生食污染，两者应分开处理。开展爱国卫生运动，消灭蟑螂、苍蝇等传播媒介，防止食物和水源污染。

扫码"看一看"

目标检测

一、选择题

A1/A2 型题

1. 胃肠型细菌性食物中毒最常见的症状是

    A. 腹痛、呕吐、腹泻   B. 发热、腹痛、呕吐、腹泻

    C. 腹痛、呕吐、腹泻、里急后重   D. 腹痛、呕吐、腹泻、脓血便

    E. 发热、腹痛、腹泻、里急后重

2. 胃肠型食物中毒的首要的治疗措施是

    A. 抗生素治疗   B. 洗胃、导泻

    C. 对症治疗   D. 抗毒素治疗

    E. 以上都不是

3. 某制鞋厂部分工人下午时相继出现发热、腹部阵发性绞痛、腹泻，大便为黄色水样便，部分患者大便中有黏液脓血。所有患者中午均在厂食堂就餐。最有可能的诊断为

    A. 细菌性食物中毒   B. 细菌性痢疾

    C. 霍乱   D. 非细菌性食物中毒

    E. 肉毒中毒

A3/A4 型题

(4~5 题共用题干)

王某，女，34 岁，餐饮工作者。腹痛、腹泻、呕吐 1 天入院。排稀水样便，24 小时内达 20 余次，无发热。病前 1 天单位聚餐，同吃 20 人有 15 人发病。身体评估：血压 80/50mmHg，脉搏细速，眼窝凹陷。

4. 该患者首选的检查是

    A. 粪便检查   B. 血常规

    C. 大便悬滴   D. 血培养

    E. 尿常规

5. 上述病例应立即采取的措施是

    A. 立即用升压药   B. 立即用右旋糖酐扩充血容量

    C. 立即快速静脉滴注生理盐水   D. 立即镇静、强心

    E. 立即用肾上腺糖皮质激素

(李冬秀)

扫码"练一练"

第十二章

细菌性痢疾患者的护理

学习目标

知识要点

1. 了解细菌性痢疾的病原学与发病机制。

2. 掌握细菌性痢疾的护理评估、护理措施和健康指导。

技能要点

1. 说出痢疾杆菌的主要特点,理解细菌性痢疾的发病原理。

2. 能对细菌性痢疾患者进行完整的护理评估。

3. 能对细菌性痢疾患者实施正确的护理措施。

4. 能对细菌性痢疾患者、家属及广大群众进行健康指导。

案 例

男,5岁,发热伴腹泻1天,惊厥1次。1天前开始发热,体温39℃,10小时后开始腹泻,约半小时1次,量少,黏液脓血便,呕吐胃内容物1次。入院前2小时突发惊厥,意识丧失,双目上翻、四肢强直、抽搐,口鼻青紫。发病前曾进食流动小摊的刨冰、四果汤等,既往体健。

查体:T 39.5℃,P 120次/分,R 26次/分,BP 75/50mmHg。口唇发绀,昏睡状,压眶有反应,不能应答。四肢末端发凉、发绀。

血常规:血WBC 23.4×10^9/L,中性粒细胞78%,淋巴细胞22%,Hb 108g/L,PLT 110 $\times 10^9$/L。粪便常规:黏液脓血便,WBC 30~40个/HP,RBC 3~8个/HP。

问题:

1. 患儿所患何病?

2. 当前有哪些护理问题?

3. 病情观察要点有哪些?

3. 如何进行症状护理?

细菌性痢疾(bacillary dysentery)简称菌痢,是志贺菌属(又称痢疾杆菌)引起的肠道传染病。主要病理变化为直肠、乙状结肠的炎症与溃疡。以发热、腹痛、腹泻、里急后重、排黏液脓血样大便为特征,严重者可有感染性休克和中毒性脑病。本病常年散发,夏秋季多见，是我国的常见病、多发病。一般预后良好，但中毒性菌痢死亡率高，患者主要死于呼吸衰竭和循环衰竭。

（一）病原学

志贺菌属于肠道杆菌科志贺菌属，革兰染色阴性杆菌，无鞭毛及荚膜，不形成芽孢，有菌毛。按其抗原结构和生化反应不同，分为四群：A 群痢疾志贺菌、B 群福氏志贺菌、C 群鲍氏志贺菌、D 群宋内志贺菌，共 47 个血清型或亚型（其中 A 群 15 个、B 群 13 个、C 群 18 个、D 群 1 个）。我国以 B 群福氏志贺菌和 D 群宋内志贺菌感染为主。志贺菌常存在于患者及带菌者的粪便中，抵抗力弱，阳光直射 30 分钟、加热 60℃10 分钟、煮沸 2 分钟可被杀死，对酸和一般消毒剂均敏感。但在污染的物品及瓜果、蔬菜上，志贺菌可存活 10～20 天。在适宜的温度下，可在水及食物中繁殖，引起水源或食物型的暴发流行。

在各群志贺菌中，以宋内志贺菌抵抗力最强，痢疾志贺菌抵抗力最弱。在粪便中，由于其他肠道菌产酸或噬菌体的作用常使本菌在数小时内死亡，故粪便标本应迅速送检。

（二）发病机制与病理

志贺菌侵入人体后是否发病取决于 3 要素：细菌数量、致病力、人体抵抗力。进入消化道的志贺菌大部分被胃酸杀灭，少量未被杀灭的志贺菌黏附并侵入结肠黏膜上皮细胞，在结肠黏膜上皮细胞内繁殖、释放毒素、引起局部组织炎症反应，并使小血管微循环发生障碍，病变局部的肠黏膜上皮细胞由于缺血、缺氧而变性坏死，形成浅表溃疡，分泌黏液和脓性分泌物。黏液、细胞碎屑、中性粒细胞、脓性分泌物等形成黏液脓血便。

志贺菌还能产生内、外毒素。内毒素入血后可通过释放各种血管活性物质，引起急性微循环衰竭，进而引起感染性休克、DIC 及重要脏器功能衰竭，并引起发热和毒血症，是中毒性菌痢发生的重要因素，严重时可出现脑水肿、脑疝、呼吸衰竭，是中毒性菌痢的主要死亡原因。内毒素还能作用于肠壁自主神经系统，使肠道功能发生紊乱，导致肠痉挛及蠕动失调，尤其是直肠括约肌痉挛最为明显，出现腹痛、里急后重等症状。A 群志贺菌 I 型和 II 型还能产生外毒素，有肠毒性、细胞毒性和神经毒性，可引起肠黏膜细胞坏死、病初的水样腹泻及神经系统症状。

菌痢的病理变化主要发生在结肠，以乙状结肠和直肠为主，严重者可波及整个结肠及回肠末端。急性菌痢初期为卡他炎症，随后出现特征性假膜性炎和溃疡。慢性菌痢肠黏膜溃疡不断形成和修复，导致肠黏膜水肿和肠壁增厚，溃疡愈合后可留有瘢痕和息肉形成，导致肠道狭窄。

【护理评估】

（一）流行病学资料

1. 传染源 传染源包括患者和带菌者。其中急性菌痢患者在病程早期排菌量大，传染性强。而非典型菌痢患者、慢性隐匿型菌痢患者及无症状带菌者由于症状不典型易被误诊或漏诊，成为重要传染源。

2. 传播途径 主要经粪－口途径传播。痢疾杆菌随患者或带菌者的粪便排出，通过污染食物、水源、手而经口感染。或者通过生活接触，即接触患者或带菌者的生活用具而感染。

3. 人群易感性 人群普遍易感，学龄前儿童发病率最高，其次为青壮年。学龄前儿童患者多，与不良卫生习惯有关；青壮年患者多，与接触感染机会多有关。病后可获得一定免疫力，但短暂、不稳定，且不同菌群和血清型之间无交叉免疫，故易反复感染而多次发病。

4. 流行特征 本病主要集中在发展中国家，与生活条件差、卫生设施水平低下以及卫生知识欠缺等有关。我国全年均可发生，夏秋季最为常见，8~9 月份达高峰。流行季节高峰与苍蝇密度高、温湿度适合痢疾杆菌生长繁殖，食用冷饮、瓜果多，以及胃肠功能失调等因素有关。

📖 **考点提示**

细菌性痢疾的流行病学特点

（二）身体状况

潜伏期一般为 1~4 天（数小时至 7 天）。临床表现类型及潜伏期长短主要取决于患者年龄、机体抵抗力、感染细菌量、菌群类型等因素。A 群痢疾志贺菌感染症状多较严重，D 群宋内志贺菌较轻，B 群福氏志贺菌介于两者之间，但易转为慢性。

1. 症状

（1）急性菌痢

1）普通型（典型） 起病急，畏寒或寒战、高热，体温可高达 39℃，伴头痛、乏力、食欲不振等全身不适；早期有恶心、呕吐，继而出现腹痛、腹泻和里急后重。排便次数增多，大便每日十余次或更多，量少，初为稀便，1~2 天后转变为黏液脓血便。如治疗及时，多于 1 周左右患者病情逐渐恢复而痊愈，少数可转为慢性。

2）轻型（非典型） 全身毒血症状和肠道症状均较轻，腹痛不显著，腹泻次数每日不超过 10 次，大便呈糊状或水样，含少量黏液，无脓血，里急后重感不明显。1 周左右可自愈，少数可转为慢性。

3）重型 多见于年老、体弱、营养不良者。起病急，病情进展快，有严重全身中毒症状及肠道症状。急起高热、频繁呕吐，剧烈腹痛，稀水脓血便，便次频繁，每天 30 次以上，甚至失禁，里急后重显著，后期可出现严重腹胀及中毒性麻痹，严重失水、四肢湿冷、意识模糊、谵妄或惊厥、血压下降以至休克。部分病例以中毒性休克为突出表现，体温不升、酸中毒、水电解质平衡失调，少数病例可出现心、肾功能不全。

4）中毒性菌痢 多见于 2~7 岁体质好的儿童，成人偶有发病。以重度毒血症、休克和中毒性脑炎为主要表现，而消化道症状极轻或缺如，甚至开始时无腹痛及腹泻等症状，可于数小时后方出现痢疾样大便。根据临床表现分为三型：①休克型（周围循环衰竭型）：较为常见，主要是感染性休克，表现为面色苍白、四肢厥冷、皮肤出现花斑纹、唇甲发绀、心率增快、脉细速、血压下降、尿量减少。伴有不同程度意识障碍，可出现心、肾功能不全的症状。重者可出现多脏器功能衰竭，危及生命。②脑型（呼吸衰竭型）：较为严重，表现为烦躁不安、剧烈头痛、反复呕吐、惊厥、昏迷、瞳孔大小不等、对光反射消失等临床表现，严重者出现中枢性呼吸衰竭。③混合型：以上两型症状兼有，最凶险，病死率高达 90% 以上。

（2）慢性菌痢 指急性菌痢反复发作或迁延不愈，病程超过 2 个月者。

1）慢性迁延型 最多见，急性菌痢发作后，病情迁延不愈，反复腹痛、腹泻、里急后重和黏液脓血便，伴有乏力、营养不良及贫血等症状，可长期间歇排菌，是重要的传染源。

📖 **考点提示**

各型菌痢的临床特点

2）急性发作型 有慢性菌痢病史，各种诱因如进食生冷食物或受凉、过度劳累等均可导致急性发作，出现腹痛、腹泻、里急后重和脓血便等急性菌痢的症状，但发热等全身症状不明显。

3）慢性隐匿型 1年内有急性菌痢史，近期无明显腹痛、腹泻等症状，大便培养有痢疾杆菌，乙状结肠镜检肠黏膜有炎症甚至溃疡等病变。

2. 体征

（1）急性菌痢 可有左下腹部压痛，肠鸣音活跃或亢进。中毒性菌痢腹部体征不明显，多有全身多系统衰竭体征。

（2）慢性菌痢 常有左下腹压痛，并可扪及增粗的乙状结肠，肠鸣音活跃。

（三）心理 - 社会状况

由于急性痢疾症状较重，患者担心疾病迁延不愈而转为慢性，加之患者被实行消化道隔离，可出现紧张、烦躁、焦虑等负性情绪。慢性菌痢由于病程长，反复发作，影响患者工作和学习，可出现焦虑和抑郁等情绪。

（四）辅助检查

1. 一般检查

（1）血常规 急性期白细胞总数增高，多为（10~20）×10^9/L，以中性粒细胞增高为主。慢性期可有贫血。

（2）粪便常规 外观呈黏液脓血便，粪质少或无。镜检可见大量白细胞（≥15个/HP）、脓细胞、少量红细胞，如有巨噬细胞也有助于诊断。

2. 病原学检查

（1）细菌培养 粪便培养出志贺菌可以确诊。如采样不当、标本放置过久，或患者已接受抗菌治疗，则会影响培养结果。选取粪便标本时注意选取黏液脓血部分阳性率高。

（2）特异性核酸检测 核酸杂交或PCR可直接检测出粪便中痢疾杆菌核酸，具有灵敏度高、特异性强、简便快速、对标本要求低等优点，但对检测技术要求高，临床较少使用。

3. 免疫学检查 采用免疫学检测抗原具有早期快速诊断的优点，但粪便中抗原成分复杂，易出现假阳性。

（五）治疗要点

1. 急性菌痢 喹诺酮类是目前治疗细菌性痢疾较为理想的药物，首选环丙沙星，亦可选用其他喹诺酮类药物，如左氧氟沙星、加替沙星等，轻者口服，重者静滴。有多重耐药菌株时可用匹美西林、头孢曲松等。阿奇霉素也可用于成人治疗。抗生素疗程一般为3~5天。对症治疗：腹痛剧烈可给予解痉药如阿托品、颠茄合剂等；毒血症状严重者，可酌情小剂量应用肾上腺皮质激素。

2. 慢性菌痢 应根据药物敏感试验联合应用两种不同类型的抗菌药物，疗程应适当延长，必要时可采用多个疗程治疗。也可药物保留灌肠。

3. 中毒型菌痢 选用有效抗菌药物静滴，如环丙沙星、左氧氟沙星等喹诺酮类或第三代头孢菌素如头孢噻肟等，可两类药物联合应用，病情好转后改为口服用药。同时做好对症治疗：高热可物理降温，必要时用退热药；休克型应迅速扩充血容量，纠正酸中毒，改善微循环障碍；脑型应降低颅内压，减轻脑水肿，防治呼吸衰竭等。

【护理问题】

1. 体温过高　与痢疾杆菌感染有关。

2. 腹泻　与肠道炎症、溃疡形成致肠道蠕动增快、渗出增多有关。

3. 组织灌注量改变　与中毒性菌痢导致微循环障碍有关。

4. 疼痛：腹痛　与肠道炎症、痉挛有关。

5. 潜在并发症　休克、脑疝、呼吸衰竭等。

【护理措施】

（一）一般护理

1. 隔离与消毒　采取切实可行的消化道隔离措施，患者的食具、用具要单独使用，有专用便盆，对粪便、呕吐物及污染物进行严格消毒。隔离至症状消失，粪便培养连续 2 次阴性，方可解除隔离。

知识链接

菌痢患者用物、排泄物等的消毒

手的消毒：患者和护理患者的家属必须做到饭前用流水肥皂洗手；患者自己或家属处理完患者的大便后，必须用消毒水（如 5% 的优氯净等）泡手 2 分钟，然后用流水将药液冲洗干净。

粪便消毒：痢疾患者的大便要排在专用便盆内，粪便要用药物消毒，可用 20% 漂白粉乳剂（100ml 水 + 漂白粉 20g）或用 10% 的优氯净，或用来苏、石炭酸水消毒。药液要比粪便多 1 倍，用棍将粪、药搅拌混合均匀，放置 2 小时后再倒掉。

患者用物：被患者粪便污染了的卫生纸要烧掉，污染了的布、内裤要用 0.3% ~ 0.5% 的优氯净浸泡 15 分钟后再洗涤。便盆及搅拌棍要用与粪便消毒同样的消毒药液浸泡、洗刷。

2. 休息与活动　急性期患者要卧床休息，频繁恶心、呕吐、腹泻伴发热，虚弱无力时应协助患者床边排便。中毒性菌痢要绝对卧床休息，专人护理，安置患者平卧位或中凹卧位。慢性痢疾患者要进行力所能及的各种体育锻炼，以增强体质，如散步、体操、气功、打太极拳等，但不要过于劳累。

3. 饮食护理　吐泻频繁者可暂禁食，予以静脉补液。病情轻者给予易消化、少渣少纤维素、清淡的流质或半流质饮食，少量多餐。避免辛辣、生冷、粗硬、油腻的食物。嘱患者多饮水，每天至少 1500ml，以补充机体丢失。腹泻好转后可逐渐增加饮食量，短期内仍应避免刺激性食物。慢性菌痢患者应改善全身营养状况，增强机体抵抗力。

（二）病情观察

观察患者腹痛及排便情况，详细记录大便次数、量、性状。观察有无脱水及电解质紊乱表现。严密监测生命体征、神志、瞳孔、皮肤颜色等的变化。特别要注意重型菌痢或中毒性菌痢的早期表现和危险因素，一旦发现病情变化，及时报告医生，积极配合处理。

（三）对症护理

1. 高热　首先采用物理降温，如温水擦浴、酒精擦浴、大动脉冰敷、头部冷敷等，对持续高热物理降温效果不佳者可遵医嘱适当给予药物降温，高热伴惊厥者，可采用人工冬眠疗法。

2. 腹痛　腹痛剧烈者可腹部热敷，遵医嘱给予阿托品，但不能长期大量使用，忌用显著抑制肠道蠕动的药物，以免抑制细菌的排出、延长病程。

3. 腹泻　腹泻是机体的一种防御功能，腹泻的过程可排出一定数量的致病菌和肠毒素，对病情恢复有利。故菌痢患者一般不予止泻，亦不宜长期使用解痉剂或抑制肠蠕动的药物，特别对高热、毒血症明显或黏液脓血便患者，应避免使用，以免加重病情。

4. 惊厥、意识障碍　应加强防护，防止意外损伤，如坠床、摔伤、舌咬伤等。遵医嘱给予抗惊厥药物，注意药物不良反应。

5. 循环衰竭　应采取平卧位或休克卧位。注意保暖，遵医嘱给予扩容、纠酸、强心等治疗，根据患者情况调整输液速度，密切观察循环衰竭改善情况。

6. 呼吸衰竭　协助翻身拍背、吸痰、雾化吸入，及时清除呼吸道分泌物，保持呼吸道通畅，持续吸氧，必要时气管插管、气管切开或应用人工呼吸机。

7. 肛周皮肤的护理　排便频繁者，肛周皮肤受多次排便的刺激，容易溃破，便后用软纸轻轻擦拭肛门，不可用力，以免损伤肛周皮肤。便后温水擦洗肛周或高锰酸钾溶液坐浴，涂上凡士林油膏或抗生素类油膏。保持肛周皮肤清洁，勤换内裤，防止感染。里急后重明显的患者应注意排便时不可用力过度，以免脱肛，如发生脱肛，带橡胶手套轻柔地助其回纳。

（四）用药护理

遵医嘱使用有效抗菌药物，注意药物剂量、使用方法、服药时间、疗效及不良反应。应用喹诺酮类药物时应观察患者有无头痛、腹痛、腹泻、呕吐、皮疹、胃肠道反应、肾毒性、过敏反应、粒细胞减少等不良反应，指导患者与食物同服或饭后服用可减轻胃肠道反应；喹诺酮类药物影响骨骺发育，故孕妇、儿童及哺乳期妇女禁用。阿托品类药物可引起口干、心动过速、尿潴留、视物模糊等。

（五）心理护理

护士应多与患者沟通，向患者及家属解释疾病的特点、隔离的意义和预后，消除患者烦躁、紧张等不良情绪。针对中毒性菌痢的患者更应密切关注患者及家属的情绪变化，及时给予耐心细致的心理疏导，消除思想顾虑，缓解其恐惧心理，保持乐观情绪，增强治疗的信心，积极配合治疗与护理。慢性菌痢因久病不愈而产生的焦虑、悲观情绪，甚至会出现社交恐惧，应多给患者讲解疾病的有关知识，使患者对自己的疾病有较全面的认识，正确对待疾病，消除紧张心理。

【健康指导】

1. 疾病知识指导　向患者及家属介绍疾病发生、发展、转归，了解病情。指导患者生活规律、劳逸结合，据病情变化合理饮食。严格遵医嘱用药，学会观察药物不良反应。

2. 疾病预防指导　开展预防细菌性痢疾发生或流行的宣传指导，加强公共卫生的管理，搞好"三管"，即管好水、粪便、饮食。注意个人卫生，饭前便后洗手，不吃不洁的食物，不喝生水。改善环境卫生，消灭苍蝇、蟑螂。在流行期间，易感人群口服痢疾减毒活菌苗，提高机体的抵抗力。对从事饮食、保育、自来水厂工作的人员，定期粪便培养，一旦发现带菌者，立即给予治疗并调离工作岗位。

考点提示

菌痢的健康指导要点

扫码"看一看"

直通护考

3 岁患儿，以突然高热、进行性呼吸困难入院，怀疑为中毒型痢疾。为明确诊断，医生让护士为患儿留取大便，护士正确的做法是

A. 患儿无大便时，口服泻剂留取大便

B. 标本多次采集，集中送检

C. 如标本难以采集，可取其隔日大便送检

D. 可用开塞露灌肠取便

E. 选取大便黏液脓血部分送检

解析：中毒型痢疾的确诊主要靠粪便培养痢疾杆菌，送检标本要求选取黏液脓血部分送检，以提高检出率。选 E。

目标检测

一、选择题

A1/A2 型题

1. 细菌性痢疾患者最典型的粪便呈
   A. 柏油样　　　　　　　　B. 果酱样
   C. 黏液脓血样　　　　　　D. 糊状
   E. 稀水样

2. 诊断细菌性痢疾最主要的依据是
   A. 大便常规见多量脓细胞　　B. 大便常规见大量白细胞
   C. 大便见多量红细胞　　　　D. 血常规
   E. 粪便培养出痢疾杆菌

3. 中毒性菌痢多见于
   A. 婴儿　　　　　　　　　B. 2~7 岁的儿童
   C. 青少年　　　　　　　　D. 成年人
   E. 老年人

4. 慢性菌痢病程超过
   A. 1 个月　　　　　　　　B. 2 个月
   C. 3 个月　　　　　　　　D. 6 个月
   E. 1 年

5. 目前细菌性痢疾病原治疗首选的抗生素是
   A. 庆大霉素　　　　　　　B. 氯霉素
   C. 四环素　　　　　　　　D. 喹诺酮类
   E. 磺胺嘧啶

6. 女，18 岁。高热、腹痛、腹泻 2 日，每日腹泻约 10 次，为黏液脓血便，量少，伴里急后重，临床诊断急性细菌性痢疾。病变部位主要位于

A. 乙状结肠与直肠   B. 结肠

C. 回盲部   D. 回肠

E. 结肠和空回肠

7. 李萌萌，3岁。突起高热10小时，反复惊厥，迅速出现面色苍白及四肢厥冷，唇、指趾发绀，拟诊"中毒型菌痢"收住入院。下列护理措施错误的是

A. 置患儿于头低足高位，头偏向一侧，注意保暖

B. 保持呼吸道通畅并给予吸氧

C. 迅速建立2条静脉通路以确保静脉用药

D. 每30分钟至1小时测量1次生命体征，直至血压稳定

E. 有计划集中安排各种诊疗护理操作，避免过多搬动患儿

（王 贞）

扫码"练一练"

第十三章

伤寒患者的护理

学习目标

知识要点

1. 了解伤寒的病原学与发病机制。

2. 熟悉伤寒的护理问题。

3. 掌握伤寒的护理评估、护理措施和健康指导。

技能要点

1. 说出伤寒沙门菌的主要特点，理解伤寒的发病原理。

2. 能对伤寒患者进行完整的护理评估。

3. 能对伤寒患者实施正确的护理措施。

4. 能对伤寒患者、家属及广大群众进行健康指导。

案 例

张某，男，21岁，因高热，食欲不振，腹部不适，乏力一周入院。入院检查：T：40.5℃，P：88次/分，R：28次/分，神清、表情淡漠，右前胸皮肤有数个淡红色皮疹，压之褪色。心肺未见异常，肝肋下1.5cm，剑突下2cm，质软有轻触痛，脾肋下1cm。血常规：WBC：4.6×10^9/L，中性粒细胞占56%，淋巴细胞占38%，单核细胞占6%，未见嗜酸细胞，入院时血培养为阴性，肥达反应："O"抗体1:160，"H"抗体1:160。

问题：

1. 该患者可能患何种疾病？

2. 要确诊该病例，需做何种检查？

3. 如何对该患者进行饮食护理？

伤寒（typhoid fever）是由伤寒沙门菌（*Salmonella typhi*）引起的一种急性肠道传染病。临床特征为持续发热、消化道症状及神经系统中毒症状、表情淡漠、相对缓脉、玫瑰疹、肝脾大及白细胞减少等。可出现肠出血、肠穿孔等严重并发症。

（一）病原学

伤寒沙门菌属于沙门菌属D组，革兰染色阴性，菌体呈短杆状，有鞭毛，能运动，无荚膜，不形成芽孢。于普通培养基中即可生长，但在含有胆汁的培养基中生长更好。伤寒沙门菌具有脂多糖菌体"O"抗原，鞭毛"H"抗原和多糖毒力"Vi"抗原。O 抗原、H 抗原的抗原性较强，感染机体后能产生特异性、非保护性的 IgM 和 IgG 抗体。Vi 抗原的抗原性较弱，诊断价值不大，但其能干扰血清的杀菌效能，阻止吞噬，增强细菌的侵袭力，是伤寒杆菌毒力的重要因素。伤寒杆菌从人体清除后，Vi 抗体随即消失，但大多数伤寒杆菌带菌者 Vi 抗体阳性，因此，Vi 抗体检测还有助于判断是否为伤寒带菌者。伤寒沙门菌不产生外毒素，菌体裂解时产生的内毒素是致病的重要因素。伤寒杆菌在自然界中生命力强，在地面、水中可存活 2~3 周，在粪便中可存活 1~2 个月，在牛奶、肉类、蛋类中不仅能生存，而且可繁殖，耐低温，在冰冻环境中可生存数月。对阳光、热、干燥抵抗力差，阳光直射数小时死亡，加热至 60℃15 分钟或煮沸后即可杀灭；对一般化学消毒剂敏感，消毒饮水余氯达 0.2~0.4mg/L 时迅速死亡。

（二）发病机制与病理

伤寒沙门菌随污染的水或食物进入消化道后，未被胃酸杀死的细菌在小肠的肠腔内生长繁殖并侵入小肠黏膜，经淋巴管进入肠道淋巴结及肠系膜淋巴结继续繁殖，再经胸导管入血，引起第一次菌血症，此阶段为无症状的潜伏期。细菌随血流进入肝、脾、胆囊、骨髓、肾等器官内继续大量繁殖，再次进入血流，形成第二次菌血症，同时释放大量内毒素，产生临床症状（相当于初期）。病程第 2~3 周，伤寒沙门菌继续随血流播散至全身各脏器，临床表现达到极期。进入胆囊内的细菌繁殖后随胆汁进入肠道，一部分随粪便排出体外，一部分经肠黏膜再度侵入肠壁淋巴结，使原已致敏的淋巴组织发生剧烈的迟发型变态反应，导致淋巴组织坏死、溃疡形成，临床上处于缓解期。病变多局限于黏膜和黏膜下层，在极期和缓解期，若坏死和溃疡波及血管可引起肠出血，侵入肌层和浆膜层可引起穿孔。至病程第 4~5 周，人体免疫力增强，伤寒沙门菌逐渐从体内清除，肠壁溃疡愈合，临床上处于恢复期，极少数可成为慢性带菌者，少数患者由于免疫功能不全等原因引起复发。

伤寒沙门菌释放脂多糖内毒素可激活单核吞噬细胞释放白细胞介素-1 和肿瘤坏死因子等细胞因子，引起持续发热、表情淡漠、相对缓脉、休克和白细胞减少等表现。

主要病理特点是全身单核-吞噬细胞系统的增生性反应，以回肠末端集合淋巴结和孤立淋巴结最为显著。显著特征是淋巴组织内大量巨噬细胞增生，胞质内含有吞噬的淋巴细胞、红细胞、伤寒沙门菌及坏死组织碎屑，称为"伤寒细胞""伤寒细胞"聚集成团，形成小结节，称为"伤寒小结"或"伤寒肉芽肿"。

【护理评估】

（一）流行病学资料

1. 传染源 带菌者或患者为伤寒的唯一传染源。患者从潜伏期末即可从粪便排菌，但以起病后 2~4 周排菌量最多，传染性最强，恢复期后排菌减少。排菌达 3 个月以上称慢性带菌者，是引起伤寒传播或流行的主要传染源，有重要的流行病学意义。

2. 传播途径 通过粪-口途径传播。病菌随患者或带菌者的粪便排出，通过污染的水和食物，或经苍蝇、蟑螂等间接污染水源和食物，或日常生活接触而传播。其中食物被污染是主要的传播方式。日常生活接触常致散发流行，而水源污染可造成暴发流行。

> **考点提示**
>
> 伤寒的传染源、主要传播途径

3. 易感人群 未患过伤寒和未接种过伤寒菌苗的个体，均属易感。伤寒发病后可获得较稳固的免疫力，第二次发病少见。伤寒和副伤寒之间无交叉免疫。

4. 流行特征 伤寒可发生于任何季节，但以夏秋季多见。发病以学龄期儿童和青年多见。在发达国家，伤寒的发病率维持在低水平。但是，在发展中国家伤寒仍然是一种常见的传染病。

（二）身体状况

潜伏期长短与伤寒杆菌的感染量及机体的免疫力有关，波动范围为 3~60 天，一般为 7~14 天。自然病程为 4~5 周。

1. 典型伤寒 临床经过可分为 4 期。

（1）初期（病程第 1 周） 大多起病缓慢，最早出现的症状是发热，发热前可伴畏寒，但少有寒战，出汗不多。其体温呈阶梯形上升，于 3~7 天后可达 39~40℃，可伴全身不适、头痛、乏力、干咳、食欲减退、恶心、呕吐、腹痛、轻度腹泻或便秘等表现。右下腹可有轻压痛。部分患者肝脾肿大。

（2）极期（病程第 2~3 周） 出现伤寒特征性临床表现，肠出血、肠穿孔等并发症多在本期出现。①高热：呈持续高热，以稽留热型为主，一般持续 10~15 天。②消化系统症状：便秘多见，腹部不适、腹胀，约半数患者出现右下腹或弥漫性腹部隐痛，少数出现腹泻，多为水样便。右下腹压痛。③神经系统中毒症状：出现表情淡漠、呆滞，反应迟钝，耳鸣、听力减退（伤寒面容）。严重者谵妄、昏迷，合并中毒性脑膜炎时，可出现脑膜刺激征。④循环系统表现：相对缓脉，重脉。并发中毒性心肌炎时，相对缓脉不明显。⑤肝脾大：多数患者有轻度的肝脾大，质软，有压痛。⑥玫瑰疹：在病程第 7~14 天，部分患者在胸、腹、肩背等部位的皮肤出现淡红色丘疹（玫瑰疹），直径 2~4mm，压之褪色，数量一般在 10 个以下，多在 2~4 天内消退。

> **考点提示**
> 伤寒极期的典型表现

（3）缓解期（病程第 4 周） 体温逐步下降，各种症状逐渐减轻，肿大的肝脾开始回缩，但本期内由于小肠病理改变仍处于溃疡期，还有可能出现肠出血、肠穿孔等并发症。

（4）恢复期（病程第 5 周） 临床症状消失，体温、肝脾恢复正常。

2. 不典型伤寒

（1）轻型 全身毒血症状轻，病程短，1~2 周可恢复健康。多见于儿童或发病初期使用有效抗菌药物以及曾经接受过伤寒菌苗预防的患者。由于临床特征不典型，容易出现漏诊或误诊。

（2）暴发型 急性起病，毒血症状严重，高热或体温不升，常并发中毒性脑病、心肌炎、肠麻痹、中毒性肝炎或休克等。

（3）迁延型 病初表现与典型伤寒相似，但发热可持续 5 周以上至数月之久，呈弛张热或间歇热，肝脾肿大明显。常见于原有慢性乙型肝炎、胆道结石或慢性血吸虫病等消化系统基础疾病患者。

（4）逍遥型 病初症状不明显，能照常生活甚至工作，部分患者直至发生肠出血或肠穿孔才被诊断。

3. 特殊临床背景下以及病程发展阶段中伤寒的特点

（1）小儿伤寒 年龄越小临床表现越不典型。一般起病较急，呕吐和腹泻等胃肠症状明显，热型不规则，便秘较少。多数患儿无相对缓脉，玫瑰疹较少见，肝脾大明显。外周血白细胞计数可不减少。容易并发支气管炎或肺炎，肠出血和肠穿孔少见。

（2）老年伤寒 发热通常不高，多汗时容易出现虚脱。病程迁延，恢复期长。并发支气管肺炎和心力衰竭多见，病死率较高。

（3）再燃 部分患者于缓解期，体温还没有下降到正常时，又重新升高，持续5～7天后退热，称为再燃。此时血培养可再次出现阳性，可能与伤寒沙门菌菌血症尚未得到完全控制有关。有效和足量的抗菌药物治疗可减少或杜绝再燃。

（4）复发 10%～20%用氯霉素治疗的患者在退热后1～3周临床症状再度出现，称为复发。此时血培养可再获阳性结果，与病灶内的细菌未被完全清除，重新侵入血流有关。

4. 并发症

（1）肠出血 为最常见的并发症，多发生于病程第2～3周，发生率为2%～15%。常因饮食不当、腹泻、用力排便、不适当的治疗性灌肠及活动过多等诱发。出血量少时仅有粪便隐血，多者大量血便。少量出血可无症状或仅有轻度头晕、脉快；大量出血时常表现为体温骤降，头晕、口渴、恶心和烦躁不安等症状，体检患者面色苍白、手足冰冷、血压下降、脉搏细速、呼吸急促、尿量减少等休克表现。

（2）肠穿孔 是最严重的并发症，多有饮食不当、腹泻等诱因。常发生于病程第2～3周，发生率1%～4%，穿孔部位好发于回肠末段。表现为突发右下腹剧痛，伴有恶心、呕吐、出冷汗、脉搏细数、体温先降后升，并出现腹膜炎征象，肝浊音界缩小或消失，X线检查可见膈下游离气体，白细胞及中性粒细胞增高。

直通护考

患者，女，28岁，稽留高热已2周，伴腹胀、腹泻入院，当晚突然出现腹痛，体温骤降至35.5℃，脉搏120次/分，血压60/45mmHg，腹部压痛、反跳痛明显，肝浊音界缩小，血常规：WBC $18.0×10^9$/L，N 0.88，L 0.12，肥达反应"H"1:320，"O"1:320，最可能的诊断是

A. 胃溃疡穿孔　　　　B. 阑尾炎穿孔　　　　C. 胆囊炎胆囊穿孔

D. 阿米巴痢疾肠穿孔　　　E. 伤寒肠穿孔

解析：伤寒病程第2～3周感染胆汁排入肠道，可引起肠出血和肠穿孔，该患者已出现肠穿孔的症状和体征，故正确答案选E。

（三）心理 - 社会状况

患者因起病急、症状重、出现并发症等多有焦虑、抑郁、烦躁、恐惧、孤独等心理反应。

（四）辅助检查

1. 血常规检查 白细胞减少，在（3～5）×10^9/L之间，中性粒细胞减少，可能与骨髓的粒细胞系受到细菌毒素的抑制、粒细胞破坏增加和分布异常有关。嗜酸性粒细胞减少或消失，病情恢复后逐渐回升到正常，复发时再度减少或消失。嗜酸性粒细胞计数对诊断和评估病情均有重要参考意义。若血小板计数突然下降，应警惕出现溶血尿毒综合征或弥散性血管内凝血（DIC）等严重并发症。

2. 细菌学检查 ①血培养：是本病的确诊方法。病程第1～2周阳性率最高，可达80%～90%，第2周后逐步下降，第3周末50%左右，以后迅速降低，再燃和复发时可出

现阳性。为提高血培养阳性率，采血量应不小于5ml，并尽可能在应用抗生素之前采血；对已用抗生素治疗的患者，可取血凝块做培养，以除去血清中的杀菌因子，增加阳性机会。②骨髓培养：由于骨髓中的单核吞噬细胞吞噬伤寒沙门菌较多，伤寒沙门菌存在的时间也较长，故其阳性率比血培养稍高，可达

80%～95%。该检查在病程中出现阳性的时间和血培养相仿。对血培养阴性或使用过抗菌药物诊断有困难的疑似患者，更有助于诊断。③粪便培养：病程第2周起阳性率逐渐增加，第3～4周阳性率最高，可达75%。

3. 肥达反应　又称肥达试验或伤寒沙门菌血清凝集反应，其原理是应用伤寒杆菌"O"抗原、"H"抗原，通过凝集反应检测患者血清中相应抗体的凝集效价，以协助诊断伤寒。多数患者在病程第2周起出现阳性，第3周阳性率大约50%，第4～5周可上升至80%，持续数月。评价结果时应注意以下几点：①通常"O"抗体的凝集效价在1:80以上，"H"抗体效价在1:160以上，可确定为阳性，有辅助诊断价值。②相隔1周双份血清抗体效价上升4倍以上有助于确诊。③若只有"O"抗体上升，而"H"抗体不上升可能是发病早期；反之，则可能是不久前感染过伤寒沙门菌或接种过伤寒疫苗，或因其他发热性疾病所致的非特异性回忆反应。④下列情况患者肥达反应始终呈阴性：感染轻；早期用有效抗菌药物或皮质激素治疗者；患者过于衰弱，免疫反应低下，或患丙种球蛋白缺乏症。因此对肥达反应阴性者不能排除伤寒。⑤沙门菌D群与A群有部分共同抗原，后者的感染可产生"O"与"H"抗体的交叉反应。

4. 尿常规检查　从病程第2周开始可出现轻度蛋白尿或少量管型。

5. 粪便常规检查　腹泻患者大便可见少许白细胞，并发肠出血时可出现隐血试验阳性或肉眼血便。

6. 免疫学检查　对流免疫电泳（CIE）、间接血凝试验（IHA）、酶联免疫吸附试验（ELISA）等，主要检测伤寒沙门菌IgM、IgG以及核酸。

知识链接

伤寒不同检查方法的比较

肥达反应是经典的检测方法，但要在病程第2周起才出现阳性，阳性率低，易受多种因素影响，并可出现假阳性、假阴性。血培养是最常用的确诊伤寒的依据，是诊断伤寒的金标准，但培养时间较长，检测过程繁琐，且受多种因素影响，难以达到早期诊断的目的。胶金法、ELISA法直接检测血清中伤寒杆菌抗原，只要有伤寒杆菌存在，无论死菌或活菌，都能检出，发病早期即可获得阳性结果，灵敏度高，同时不受抗生素的干扰。

（五）治疗要点

治疗原则是在病原治疗的同时进行对症治疗，积极防治并发症。病原治疗：①在没有伤寒药物敏感性试验的结果之前，伤寒经验治疗的首选药物推荐使用第三代喹诺酮类药物，目前常用氧氟沙星、左氧氟沙星、环丙沙星、培氟沙星、洛美沙星、司氟

沙星等。该类药物体内分布广，尤其在胆汁中浓度最高，对并发胆囊炎者治疗有利。②第三代头孢菌素：儿童和孕妇伤寒患者推荐首选用药。第三代头孢菌素抗菌活性强，胆汁中药物浓度高，不良反应少，疗效亦佳，常用药物有头孢噻肟、头孢哌酮、头孢他啶、头孢曲松等。③还可选用氨苄西林或阿莫西林、氨基糖苷类广谱抗生素等。④在伤寒菌敏感地区，氯霉素可作为首选药。

对严重毒血症状者，在有效抗生素治疗的同时，可短期加用小剂量肾上腺糖皮质激素。烦躁者用镇静剂，高热者行降温等对症处理。

【护理问题】

1. 体温过高 与大量内源性致热原和菌体裂解时释放的内毒素有关。

2. 营养失调：低于机体需要量 与消耗过多而营养摄入不足、消化吸收能力下降有关。

3. 潜在并发症 肠出血、肠穿孔、中毒性肝炎。

4. 焦虑、恐惧 与高热、并发症有关。

5. 知识缺乏 缺乏伤寒的疾病知识及消毒隔离知识。

【护理措施】

(一) 一般护理

1. 消毒与隔离 按肠道传染病常规进行消毒与隔离，隔离至患者体温正常后15天或连续粪便培养2次阴性（每周1次）。

2. 休息 发热期须卧床休息至热退后1周，以减少热量消耗和肠蠕动，预防肠出血和肠穿孔。卧床期间训练并协助患者在床上使用便器。恢复期无并发症者可逐渐增加活动量。

3. 饮食护理 伤寒患者既需要补充营养，又要防止饮食不当导致的并发症。①发热时：给予高热量、高蛋白质、易消化流质（如米汤、青菜汤、豆浆、果汁等）或无渣半流质（稀粥、软面条等）饮食。②退热后：逐渐过渡到无渣或少渣半流质饮食，可适量增加鱼肉末、瘦肉末、豆腐等食物。热退2周后才能恢复正常饮食，但仍须注意进食易消化、少渣软食。③饮食量：节制饮食，少量多餐，必要时禁食，静脉补充营养，密切观察进食后反应。④维持水电解质平衡：注意补充钾盐，鼓励患者少量多次饮水，保证每日液体入量2500～3000ml，儿童60～80ml/（kg·d），入量不足者给予静脉补充营养。⑤饮食禁忌：避免过早进食产气、多渣、生冷、过硬、刺激性强食物，避免过饱，防止诱发肠出血、肠穿孔等并发症。⑥腹胀者给予少糖、低脂食物，禁食牛奶、豆浆等。注意钾盐的补充。

(二) 病情观察

密切观察神志、面色、生命体征、有无相对缓脉，注意尿液变化、大便颜色、性状、有无血便，并注意检查大便隐血。有无玫瑰疹及出疹的时间及程度，有无腹膜刺激征、休克等肠出血、肠穿孔的先兆。若患者有便血伴面色苍白、脉搏细弱、血压下降，提示并发肠出血。若患者突发右下腹剧烈疼痛伴压痛、反跳痛，提示并发肠穿孔。

(三) 对症护理

1. 高热 给予物理降温，如25%～30%乙醇擦浴或头部放置冰袋，擦浴时避免在腹部

考点提示 伤寒的饮食护理要点

扫码"看一看"

加压用力，以免诱发肠出血或肠穿孔。尽量避免应用发汗退热药，以防体温骤降，大汗虚脱。

2. 便秘 告知患者排便时切忌过度用力，必要时可用开塞露或生理盐水低压灌肠或用甘油、液状石蜡灌肠，禁用高压灌肠和泻药。

3. 腹胀 酌情减少牛奶、豆浆及糖类食物，适当补充钾盐，可用松节油热敷腹部，必要时肛管排气；禁用新斯的明，以免引起剧烈肠蠕动，诱发肠穿孔或肠出血。

4. 并发肠出血 绝对卧床休息，严密观察患者的血压、脉搏、意识及便血等情况，暂禁食或进少量流食，遵医嘱使用镇静剂及止血剂，补液，必要时输血。内科止血治疗无效时配合做好手术准备。

5. 并发肠穿孔 禁食，胃肠减压，遵医嘱静脉输液、使用敏感抗生素，密切监测患者生命体征并积极做好术前准备。

（四）用药护理

遵医嘱用药，注意观察药物疗效和不良反应。①喹诺酮类：注意观察有无头昏、嗜睡、胃肠道反应等症状；因其影响骨骼发育，孕妇、儿童、哺乳期妇女慎用；喹诺酮类药有光毒性不良反应，用药后要注意保护皮肤，尽量避免长时间日光照射。②氯霉素：监测血常规变化，警惕发生再生障碍性贫血。③头孢菌素类：警惕发生过敏反应，注意有无肠道症状。④肾上腺皮质激素：慎用激素，防止掩盖肠穿孔症状和体征。

（五）心理护理

加强沟通，消除患者抑郁、悲观、焦虑及恐惧等心理，以便积极配合治疗与护理。

【健康指导】

1. 疾病知识指导 向患者及其家属讲解有关伤寒的病因、传播途径、临床特征、疾病过程、治疗药物、疗程、药物不良反应、预后等，尤其要强调休息及饮食管理对疾病治疗的重要性。告知伤寒的消毒、隔离知识、预防措施及并发症的发生时间、临床表现、饮食与并发症的关系、预防方法等。

2. 疾病预防指导 ①管理传染源：患者应按肠道传染病隔离，隔离至体温正常后15天或每隔5～7天粪便培养1次，连续2次阴性；接触者医学观察15天；慢性携带者应调离饮食业，并给予治疗。②切断传播途径：为关键性预防措施。应积极开展健康指导，搞好粪便、水源、饮食卫生管理和消灭苍蝇等工作。养成良好卫生与饮食习惯，饭前与便后洗手，不吃不洁食物、不饮生水等。③对易感人群接种伤寒菌苗以提高人群免疫力。

直通护考

患者，男性，31岁，6天前出现发热、食欲减退、腹胀，查：T 39.5℃，P 75次/分，胸部可见3个皮疹，压之褪色，诊断为伤寒。为减轻患者的腹胀，下列做法错误的是

A. 停食产气类食物　　B. 肛管排气　　　C. 补钾

D. 松节油腹部热敷　　E. 给予新斯的明

解析：新斯的明能引起肠蠕动增加，诱发肠穿孔或肠出血，故正确答案选E。

目标检测

一、选择题

A1/A2 型题

1. 伤寒患者传染性最强的时期是

　　A. 潜伏期　　　　　　　　　　　B. 起病一周内

　　C. 起病后第 2~4 周　　　　　　　D. 起病后 1~4 周

　　E. 起病后第 3~4 周

2. 流行病学上能使伤寒传播和流行的有重要意义的传染源是

　　A. 极期患者　　　　　　　　　　B. 潜伏期末患者

　　C. 恢复期带菌者　　　　　　　　D. 缓解期带菌者

　　E. 慢性带菌者

3. 伤寒患者解除隔离的条件是

　　A. 临床症状消失　　　　　　　　B. 体温正常后 1 周

　　C. 体温正常后连续 2 次粪便培养阴性　　D. 体温正常后 1 次粪便培养阴性

　　E. 体温正常后连续 2 次尿培养阴性

4. 男，39 岁，因发热 1 周入院。近 3 天体温逐渐上升达 39.5℃，伴畏寒。食欲明显减退，腹胀、腹痛、腹泻，每天 4 次稀便。查体：T 39.6℃，P 84 次/分，BP 110/70mmHg。表情淡漠，反应迟钝。在胸腹部皮肤见 5 个玫瑰疹，压之褪色。肝肋下 2cm，触痛、质软，脾肋下 1cm，右下腹轻压痛。血常规：白细胞 2.0×10^9/L，中性粒细胞 34%。该患者可能患了下列哪种疾病

　　A. 甲型病毒性肝炎　　　　　　　B. 乙型病毒性肝炎

　　C. 伤寒　　　　　　　　　　　　D. 肝硬化

　　E. 细菌性痢疾

5. 女，35 岁，反复发热 35 天。患者持续高热 10 天时，当地医院曾给予氯霉素治疗，5 天后热退出院，出院后未接受任何治疗，2 周后再次出现发热，查体：体温 38.5℃，肝于肋下 2cm，脾肋下 1.5cm，血常规：WBC 3.0×10^9/L，N 0.70，L 0.30，肝功能检查：ALT 200U/L，最可能的诊断是

　　A. 革兰阴性杆菌败血　　　　　　B. 全身粟粒性结核

　　C. 病毒性肝炎　　　　　　　　　D. 伤寒复发

　　E. 阿米巴病

A3/A4 型题

（6~8 题共用题干）

患者，女性，32 岁，因"发热、纳差 7 天"入院，查体：T 39.5℃，P 70 次/分，肝肋下 2cm，脾肋下 1cm，血常规示 WBC 3.2×10^9/L，中性粒细胞 45%，淋巴细胞 55%，诊断考虑为伤寒。

6. 该患者病原治疗的首选药物是

    A. 喹诺酮类　　　　　　　　　　B. 磺胺嘧啶

    C. 利巴韦林　　　　　　　　　　D. 头孢菌素

    E. 氯霉素

7. 此期伤寒患者不会出现的是

    A. 表情淡漠　　　　　　　　　　B. 听力减退

    C. 玫瑰疹　　　　　　　　　　　D. 稽留热

    E. 再燃

8. 对该患者宜采取的隔离措施是

    A. 不予隔离　　　　　　　　　　B. 消化道隔离

    C. 接触隔离　　　　　　　　　　D. 虫媒隔离

    E. 严密隔离

扫码"练一练"

（胡绍珑）

第十四章

霍乱患者的护理

学习目标

知识要点

1. 了解霍乱的病原学与发病机制。

2. 熟悉霍乱的护理问题。

3. 掌握霍乱的护理评估、护理措施和健康指导。

技能要点

1. 说出霍乱弧菌的主要特点,理解霍乱的发病原理。

2. 能对霍乱患者进行完整的护理评估。

3. 能对霍乱患者实施正确的护理措施。

4. 能对霍乱患者、家属及广大群众进行健康指导。

案例

女,23 岁,因腹泻 12 小时入院。患者 12 小时内排大便已近 20 次,初为黄色水样便,后呈"淘米水色",呕吐 4 次,最后 2 次亦呈"淘米水色"。无发热、腹痛及里急后重感。病前 1 天曾进食过海鲜。查体:脉搏 98 次/分、弱,体温 36.4℃,呼吸 28 次/分,血压 70/45mmHg,皮肤弹性差,口唇干燥,肠鸣音活跃。

问题:

1. 患者最可能是患了何种疾病?

2. 患者当前最主要的护理问题是什么?

3. 列出具体的护理措施。

霍乱(cholera)是由霍乱弧菌(*Vibrio cholera*)引起的烈性肠道传染病。发病急、传播快,临床表现轻重不一,轻者仅有轻度腹泻;典型者发病急骤,剧烈泻吐大量"米泔水"样肠内容物,引起严重脱水、电解质紊乱、酸碱失衡、周围循环衰竭及急性肾衰竭,治疗不及时病死率极高。在《中华人民共和国传染病防治法》中,被列为甲类传染病,属于国际检疫的传染病。

> **考点提示**
>
> 霍乱属于甲类传染病

（一）病原学

霍乱的病原体为霍乱弧菌。霍乱弧菌革兰染色阴性，呈弧形或逗点状，菌体尾端有一鞭毛，运动极为活跃，在暗视野悬滴镜检呈穿梭状运动，粪便直接涂片呈"鱼群状"排列。根据弧菌的生化性状、O抗原的特异性和致病性等不同，将霍乱弧菌分为3群：①O1群霍乱弧菌：包括古典生物型和埃尔托生物型，本群是霍乱的主要致病菌；②不典型O1群霍乱弧菌：在体内外均不产生肠毒素，无致病性；③非O1群霍乱弧菌：又称为不凝集弧菌，可分为200个以上血清型，一般无致病性，其中的O139血清型能引起流行性腹泻。霍乱弧菌兼性厌氧菌，耐碱不耐酸，在碱性环境中生长繁殖快。霍乱弧菌有耐热的菌体（O）抗原和不耐热的鞭毛（H）抗原，H抗原为霍乱弧菌所共有，O抗原特异性高，有群特异性和型特异性两种抗原，是霍乱弧菌分群和分型的基础。霍乱弧菌能产生神经氨酸酶、血凝素、肠毒素及菌体裂解所释放的内毒素，其中肠毒素不耐热，56℃30分钟即破坏，是主要的致病力。霍乱弧菌体表有一种特殊的菌毛——毒素协同菌毛A（TcpA），在霍乱弧菌定居人类肠道中起重要作用，也被称为"定居因子"。霍乱弧菌在冰箱内的鲜肉、鱼虾等水产品、牛奶中的存活时间分别是1周、1~3周、2~4周，在砧板和抹布上可存活相当长的时间。对热、干燥、酸及消毒剂均敏感，干燥2小时或加热55℃10分钟或煮沸1~2分钟即可死亡，2%漂白粉、0.2%~0.5%过氧乙酸溶液数分钟便可将其杀灭，在正常胃酸中仅能存活4分钟。

（二）发病机制与病理

霍乱弧菌侵入人体后是否发病，主要取决于机体的免疫力、霍乱弧菌致病力和食入弧菌的数量。霍乱弧菌经口进入胃内后，未被胃酸杀死的弧菌进入小肠，在TcpA和霍乱弧菌血凝素的作用下，黏附在小肠上段黏膜上皮细胞的刷状缘上，在小肠碱性环境中大量繁殖并产生霍乱肠毒素，引起肠液过度分泌以至超过了肠道正常吸收能力，形成特征性的剧烈水样腹泻与呕吐，由于剧烈吐泻导致失水，使胆汁分泌减少，泻吐物呈典型的"米泔水"样，霍乱肠毒素还能使肠黏膜分泌黏液增多，使水样便中含大量黏液。

大量吐泻引起水和电解质严重丢失是本病的主要病理生理改变。临床上呈现重度脱水、低血容量性休克、低钾和代谢性酸中毒，进而造成急性肾衰竭、意识障碍。病理改变可见小肠仅轻微炎症，肠腔内充满"米泔水"样液体，皮肤苍白，皮下组织和肌肉极度干瘪，内脏浆膜呈深红色、无光泽。胆囊充满黏稠胆汁。心、肝、脾等脏器因脱水而缩小，肾小球及肾间质毛细血管扩张，肾小管受损、变性及坏死。

【护理评估】

（一）流行病学资料

1. 传染源 主要是患者和带菌者，中、重型患者排菌量大，传染性强。轻型患者、隐性感染者、潜伏期、恢复期、健康带菌者不易被发现，不能被及时治疗与隔离，而成为重要的传染源。

2. 传播途径 主要通过污染的水、食物、日常生活密切接触和苍蝇媒介而经口传播，其中经水传播是最重要的传播途径，常呈暴发流行。食物传播的作用仅次于水，日常生活密切接触和苍蝇的传播是散发病例的主要途径。

3. 易感人群 普遍易感，隐性感染较多。病后可获得一定免疫力，能产生抗菌抗体和

> 考点提示
> 霍乱的主要传播途径

抗肠毒素抗体，但维持时间短暂，有再感染的可能。

知识链接

霍乱免疫原理

霍乱康复者对霍乱弧菌感染至少可产生 3 年的免疫力。这种免疫力主要依靠人体产生的保护性抗体，其中以具有杀弧菌活性的菌体 O 抗原和阻断毒素作用的抗毒素抗体最为重要，它们通过抑制细菌在小肠定居和繁殖，并阻断霍乱毒素而起保护作用。

4. 流行特征 我国夏秋季为流行季节，以 7～10 月为多。地区分布以沿海一带如广东、广西、浙江、江苏、上海等省市为多。

（二）身体状况

潜伏期平均 1～3 天。多急骤起病，古典生物型与 O139 型霍乱弧菌引起的霍乱，症状较重，埃尔托生物型所致者轻型较多，常为隐性感染。

1. 典型霍乱 病程可分 3 期。

（1）泻吐期：①腹泻：是发病的第一个症状，无发热及里急后重感，多数不伴腹痛，排便后自觉轻快感。大便量多次频，每次可超过 1000ml，每日可达数十次，甚至排便失禁，最初大便有粪质，后为黄色水样便或"米泔水"样便，有肠道出血者排洗肉水样便，无粪臭。O139 血清型霍乱的发热、腹痛比较常见，且可以并发菌血症等肠外感染。②呕吐：一般发生在腹泻后，多呈喷射状，少有恶心，呕吐物初为胃内容物，后为水样，严重者可呕吐"米泔水"样液体。此期约持续数小时至 1～2 天。

（2）脱水期：本期病程的长短取决于治疗是否及时、正确，一般为数小时至 2～3 天。①脱水表现：轻度脱水可见皮肤和口舌稍干燥、皮肤弹性略差，神志无改变，失水量约 1000ml，儿童为 70～80ml/kg；中度脱水患者皮肤弹性差，眼窝凹陷，声音轻度嘶哑，血压下降和尿量减少，失水量 3000～3500ml，儿童为 80～100ml/kg；重度脱水则出现皮肤干皱无弹性、声音嘶哑，眼眶下陷、两颊深凹、舟状腹、神志淡漠或不清的"霍乱面容"，患者极度无力，尿量明显减少，失水量约为 4000ml，儿童为 100～120ml/kg。②低钠：由于严重吐泻导致钠盐大量丢失引起，表现为肌肉痉挛疼痛和呈强直状态，其中以腓肠肌、腹直肌最为突出。③低钾综合征：由于腹泻使钾盐大量丢失，大量补液未及时补钾引起，表现为肌张力减弱，腱反射减弱或消失，腹胀、甚至心律失常。④代谢性酸中毒：表现为呼吸增快，严重者可出现意识障碍、甚至昏迷。⑤周围循环衰竭：是严重失水所致的低血容量休克，表现为四肢厥冷、脉搏细速或不能触及，血压下降或不可测出，心音低弱，呼吸浅促，尿量减少或无尿，血尿素氮升高，出现明显尿毒症和酸中毒，脑部供血不足出现意识障碍、烦躁不安，继而转为呆滞、嗜睡甚至昏迷。

考点提示

典型霍乱泻吐的特点

（3）恢复期（反应期）：脱水纠正后，症状逐渐消失，体温、脉搏、血压恢复正常。少数患者因循环改善后肠毒素吸收增加，又出现反应性发热，体温波动于 38～39℃ 之间，一般持续 1～3 天后自行消退。

2. 临床类型 根据脱水程度、血压和尿量等，临床上将霍乱分为轻、中、重三型：

①轻型：起病缓慢，腹泻每日不超过 10 次，为稀便或稀水样便，一般不伴呕吐，持续腹泻 3～5 天后恢复，无明显脱水表现。②中型（典型）：有典型泻吐症状，腹泻每日达 10～20 次，为水样便或"米泔水"样便，量多，有明显失水体征，血压下降，收缩压（70～90mmHg），24 小时尿量 500ml 以下。③重型：除有典型腹泻（每天 20 次以上）和呕吐症状外，存在严重失水，因而出现循环衰竭，表现为脉搏细速或不能触及，血压明显下降，收缩压低于 70mmHg 或不能测出，24 小时尿量 50ml 以下。极少数患者病情急骤，发展迅速，尚未出现泻吐症状即发生中毒性休克而死亡，称为"暴发型"或"中毒型"或"干性霍乱"。

3. 并发症 ①急性肾衰竭：是最常见的严重并发症，也是常见的死因。由于剧烈频繁泻吐，严重失水，导致休克而又未及时纠正所引起，表现为尿量减少甚至无尿，氮质血症，可因尿毒症而死亡。②急性肺水肿：由于代谢性酸中毒而导致肺循环高压，同时因大量补充不含碱性液的盐水，且过快输注而诱发或加重肺水肿。

（三）心理－社会状况

患者因起病急、症状重，病情进展快，实施严密隔离常出现焦虑、恐惧等心理。

（四）辅助检查

1. 血液检查 ①血常规检查：脱水导致血液浓缩，红细胞计数、白细胞计数均增高。②血生化检查：血清钾由于治疗前细胞内钾离子外移可在正常范围，当酸中毒纠正后，钾离子移入细胞内而出现低钾血症，并发肾衰竭者血尿素氮、肌酐升高。

2. 尿液常规检查 可见少许红细胞、白细胞、蛋白和管型。

3. 粪便常规检查 可见黏液及少许红、白细胞。

4. 病原菌检查 ①粪便涂片染色镜检：可见排列呈鱼群状革兰阴性弧菌，暗视野下呈流星样运动。②动力试验及制动试验：将新鲜粪便滴于玻片上，暗视野镜检，可见呈穿梭状快速运动的弧菌，即为动力试验阳性。随后加上 1 滴 O1 群抗血清，如细菌停止运动，提示标本中有 O1 群霍乱弧菌，如细菌仍活动，再加上 1 滴 O139 群抗血清，细菌活动消失，则证明为 O139 群霍乱弧菌，该检查可作为霍乱流行期间的快速诊断方法。③增菌后分离培养：所有被怀疑的霍乱患者的粪便，除作显微镜检外，均应进行增菌培养，并且粪便留取应在使用抗菌药之前，且应尽快送检。增菌培养能提高霍乱弧菌的检出率，有助于早期诊断。④血清免疫学检查：霍乱弧菌感染后能产生抗菌抗体和抗肠毒素抗体，前者于病后第 5 天即可出现，8～21 天达高峰，故病后 2 周血清抗体滴度 1:100 以上或双份血清抗凝集素抗体效价增长 4 倍以上有诊断意义，该检查主要用于流行病学的追溯诊断和粪便培养阴性的可疑患者的诊断。⑤霍乱弧菌快速辅助检测：主要检测 O1 群和 O139 群霍乱弧菌抗原成分，但对轻型和带菌者可能漏检，需同时进行增菌培养后检测，以提高检出率。⑥霍乱毒素基因 PCR 检测：通过 PCR 方法识别霍乱弧菌毒素基因来诊断霍乱，特异性和灵敏度均较高。

（五）治疗要点

治疗原则是严格隔离、及时补液、辅以抗菌和对症治疗。及时补充液体和电解质是治疗本病的关键环节。补液的原则是早期、快速、足量，先盐后糖、先快后慢，纠酸补钙，见尿补钾。抗菌治疗能缩短病程，减少腹泻次数和迅速从粪便中清除病原菌，仅作为液体治疗的重要辅助措施，常用药物有喹诺酮类如环丙沙星或诺氟沙星等，亦可用四环素、氨苄西林、氯霉素、多西环素等。严重脱水、休克经充分扩容、纠正酸中毒后循环仍未改善时，可酌情应用血管活性药物，如多巴胺、间羟胺静脉滴注，还可静脉滴注地塞米松或氢化可的松。低钾者补钾。氯丙嗪和小檗碱有抗肠毒素作用，临床应用可减轻症状。

【护理问题】

1. 腹泻 与霍乱肠毒素引起肠黏膜生理功能失调有关。

2. 体液不足 与频繁剧烈的泻吐导致严重脱水、循环衰竭有关。

3. 恐惧 与突然起病、病情发展迅速及实施严格消毒隔离有关。

4. 潜在并发症 循环衰竭、急性肾衰竭。

【护理措施】

(一) 一般护理

1. 严格隔离 按甲类传染病执行严密隔离和消化道隔离，及时上报疫情，发现疫情就地隔离，以免疫情扩散。确诊患者和疑似病例应分别隔离，患者排泄物应彻底消毒。直至症状消失后 6 天，并隔日粪便培养 1 次，连续 2 次阴性，方可解除隔离。

2. 休息 绝对卧床休息，床边放置容器，协助患者排便，严重者最好卧于带孔的床上，床下对孔放置便器，减少搬动。

2. 饮食护理 剧烈泻、吐期间应禁食，泻、吐不剧烈者可给温热低脂流质（如米汤、果汁、淡盐水等，尽量避免应用牛奶、豆浆等易引起胀气的食物）；恢复期进食清淡、易消化、富含营养的半流质饮食或软食；少食多餐，循序渐进，缓慢过渡到普食；创造良好的进食环境，同时注意食物的色香味。

(二) 病情观察

每 0.5~1 小时监测生命体征 1 次，有条件者给予持续心电监护、中心静脉压测定；密切观察腹泻、呕吐情况，注意其性质、次数、量、颜色、性状，严格记录 24 小时出入量，尤其是尿量；根据皮肤弹性、血压、尿量、神志等变化判断脱水程度；关注血清钾、钠、氯、钙、血气分析、二氧化碳结合力、尿素氮等化验结果，注意水、电解质紊乱症，特别是低钾表现，如肌张力减低、鼓肠、心律失常等。发现异常及时报告医生。

(三) 对症护理

1. 剧烈吐泻 保持臀部、肛周、会阴皮肤清洁干燥，保持口腔清洁。

2. 腹直肌及腓肠肌痉挛 可用局部热敷、按摩、针灸的方法止痛或按医嘱给予药物治疗。

3. 体温不升、循环不良、年老体弱者，应注意保暖。

4. 并发急性肾衰竭 要尽快纠正代谢性酸中毒，确保水、电解质、酸碱平衡，严重者可采取透析治疗，做好配合治疗和护理。

5. 并发心力衰竭和肺水肿 减慢输液速度或暂停输液，遵医嘱应用强心药物，如毒毛花苷 K、毛花苷 C（西地兰），必要时应用呋塞米，也可应用哌替啶（度冷丁）镇静。

(四) 用药护理

遵医嘱正确进行补液治疗，是抢救霍乱患者的关键。迅速建立至少两条静脉通道或做中心静脉穿刺，输液的同时监测中心静脉压的变化，以判断病情和疗效。制订周密的输液计划，可应用输液泵以保证及时准确地输入液体，大量或快速输液时，液体应加温至37~38℃，以免出现不良反应。补液过程中应仔细观察输液效果、有无输液反应和急性肺水肿，出现异常应及时报告医生并协助处理。遵医嘱用抗菌药、血管活性药、强心药、利尿剂、碳酸氢钠、氯化钾等药物并注意观察药物疗效和不良反应。

（五）心理护理

与患者进行有效沟通，满足其合理需求，创造清洁舒适的适宜环境。解释病情的经过和消毒隔离的重要性，及时清除排泄物、更换污染的床单，帮助患者消除恐惧心理，树立战胜疾病的信心，主动配合治疗和护理。

【健康指导】

1. 疾病知识指导　向患者及其亲属说明霍乱是烈性肠道传染病，起病急、传播快、重症者死亡率高，是国家法定管理的甲类传染病，故对疫点、疫区需进行严密封锁，并进行严密隔离和消化道隔离，以防疫情扩散；讲解有关霍乱的病因、传播途径、临床特征、疾病过程、治疗方法等，尤其要强调补液、休息对疾病治疗的重要性，使患者配合治疗，以尽快控制病情发展；告知霍乱的消毒、隔离知识、预防措施；说明霍乱及时诊断及处理的重要性。

2. 疾病预防指导　养成良好的个人卫生习惯，如饭前便后洗手、不饮生水、不吃生的或未煮熟的水产品，流水清洗并经常消毒餐具；加强对饮水、饮食（如餐厅、集体食堂、个体饮食店、摊点等）、农贸集市、粪便的管理；严禁用未经无害化处理的粪便施肥；经常灭蝇、灭蟑螂、灭鼠等；霍乱流行期间，发动群众自觉停止一切宴请聚会，有泻吐症状者及时到医院就诊。霍乱疫苗尤其是口服霍乱疫苗（rBS/WG，CVD103－HgR）的成功研制，对地方性流行区的高危人群起较好的保护作用。

直通护考

霍乱患者治疗的关键措施是
A. 止泻、止吐　B. 抗病原　C. 强心、利尿　D. 镇静、止痛　E. 补液、补盐
解析：霍乱的发病主要与霍乱弧菌产生的肠毒素引起水、电解质大量丢失有关。
故正确答案选 E。

目标检测

一、选择题

A1/A2 型题

1. 霍乱发病的第一个症状为

A. 呕吐　　　　　　　　　　　B. 腹泻
C. 腹痛　　　　　　　　　　　D. 发热
E. 肌肉痉挛

2. 男，35岁，来自霍乱流行区，突起腹泻，每天腹泻18次，呈水样便，伴有呕吐，24小时尿量150ml，查体：血压70/50mmHg，大便镜检：WBC 0～5 个/HP，考虑为霍乱，下列哪项最有确诊价值

A. 典型的临床表现   B. 粪便涂片染色镜检

C. 来自霍乱流行区   D. 大便常规见白细胞

E. 霍乱毒素基因 PCR 检测

A3/A4 型题

(3~5 题共用题干)

患者，女性，18 岁，学生，由沿海某市回校，在途中一码头食冷稀饭一碗，次日突起腹泻，一天 20 余次，继之呕吐，无明显腹痛，查体：体温 36.5℃，中度失水，血压 75/50mmHg，大便镜检：WBC 0~1 个/HP，疑为霍乱。

3. 当前患者最主要的护理问题是

    A. 体液不足   B. 活动无耐力

    C. 皮肤完整性受损   D. 恐惧

    E. 潜在并发症：急性肾衰竭

4. 霍乱患者的剧烈腹泻主要是由哪一因素引起

    A. 神经氨酶   B. 血凝素

    C. 霍乱内毒素   D. 霍乱肠毒素

    E. 酶

5. 预防霍乱较为完整的措施是

    A. 隔离、治疗患者

    B. 流行季节预防服药

    C. 流行季节预防接种

    D. 隔离治疗患者，切断传播途径，疫区人群进行预防注射

    E. 封锁疫点、疫区

(邹　寒)　扫码"练一练"

第十五章

流行性脑脊髓膜炎患者的护理

学习目标

知识要点

1. 了解流行性脑脊髓膜炎的病原学与发病机制。

2. 熟悉流行性脑脊髓膜炎的护理问题。

3. 掌握流行性脑脊髓膜炎的护理评估、护理措施和健康指导。

技能要点

1. 说出脑膜炎奈瑟菌的主要特点，理解流行性脑脊髓膜炎的发病原理。

2. 能对流行性脑脊髓膜炎患者进行完整的护理评估。

3. 能对流行性脑脊髓膜炎患者实施正确的护理措施。

4. 能对流行性脑脊髓膜炎患者及家属、广大群众进行预防指导。

案 例

男孩，5 岁，因发热 2 天，头痛、呕吐 1 天入院。查体：体温 39.3℃，脉搏 120 次/分，呼吸 28 次/分，血压 90/60mmHg，神志清，精神差，左下肢及臀部有散在出血点，颈部有抵抗感，心、肺无异常发现，腹部平软，凯尔尼格征阳性，布鲁津斯基征阳性。实验室检查：血 WBC 25×10^9/L；脑脊液外观浑浊，白细胞 1.0×10^9/L，多核细胞 92%，单核细胞 8%，蛋白质 0.75g/L，糖 1.2mmol/L，氯化物 80mmol/L。

问题：

1. 根据以上病情考虑该患儿患了哪种疾病？

2. 可提出哪些护理问题？

3. 请列出主要的护理措施。

4. 你如何对人群进行该病的预防指导？

流行性脑脊髓膜炎（meningococcal meningitis）简称流脑，是由脑膜炎奈瑟菌引起的急性化脓性脑膜炎。临床表现主要为突发高热、剧烈头痛、频繁呕吐、皮肤黏膜瘀点、瘀斑及脑膜刺激征，脑脊液常呈化脓性改变，严重者可有败血症休克和脑实质损害。主要经空气飞沫传播，冬春季节多见，儿童发病率高于成人。

（一）病原学

脑膜炎奈瑟菌（又称脑膜炎球菌），革兰染色阴性，肾形双球菌，0.6～0.8μm 大小。

常呈凹面相对成对排列或四联菌排列，有荚膜，无芽孢，不活动。常存在于带菌者的鼻咽部及患者的血液、脑脊液、皮肤黏膜瘀点、瘀斑的穿刺液中。

脑膜炎奈瑟菌具有下列主要抗原：血清群特异性荚膜多糖、主要外膜蛋白、脂寡糖及菌毛抗原等。根据细菌表面特异性多糖抗原的不同，该菌可分为 A、B、C、D、X、Y、Z、29E、W135、H、I、K 和 L 等 13 个血清群，以 A、B、C 三群最多见，占 90%。国内流行以 A 群为主，近年也出现过 C 群的流行。A 群可致全球性大流行，B 和 C 群可引起地区性流行，C 群毒力较强，可导致暴发型流脑。

脑膜炎奈瑟菌在人体内裂解释放的内毒素是致病的主要因素。人是本菌唯一的天然宿主，其在体外生存能力极弱，对寒冷、湿热、干燥、阳光、紫外线及常用消毒剂均敏感。本菌可产生自溶酶，在体外极易溶解死亡，所以细菌培养标本采集后须注意保暖并及时送检。

（二）发病机制与病理

脑膜炎奈瑟菌自鼻咽部侵入，其不同菌株的侵袭力不同。最终是否发病及病情轻重，取决于细菌和宿主的相互作用。人体免疫力较弱，细菌就在鼻咽部繁殖，少数引起上呼吸道感染症状，大多成为无症状带菌者；人体免疫力明显低下或细菌毒力过强时，细菌从鼻咽部侵入血液，形成菌血症或败血症，再突破血-脑屏障侵犯脑脊髓膜，形成化脓性脑膜炎。

败血症期，细菌在血液中繁殖并释放内毒素，引起局部小血管的出血、坏死、细胞浸润及栓塞，出现皮肤黏膜瘀点、瘀斑。如果细菌在血液中大量繁殖并产生大量内毒素引起急性微循环障碍、感染性休克和弥散性血管内凝血，导致皮肤与内脏血管的广泛损害，临床上表现为休克和皮肤大片瘀斑，最终造成多器官功能衰竭，称为暴发型流脑休克型。

化脓性脑膜炎的病变部位主要在软脑膜及蛛网膜，脑膜血管受损，纤维蛋白、白细胞和血浆外渗，致脑脊液浑浊，并引起颅内压升高和脑膜刺激症状。如果细菌释出的大量内毒素引起脑微循环障碍和脑实质充血、水肿及化脓性炎症，导致颅内压显著升高，水肿的脑组织可向枕骨大孔或天幕裂孔移位，形成脑疝导致患者呼吸衰竭甚至死亡，称为暴发型流脑脑膜脑炎型图（15-1）。

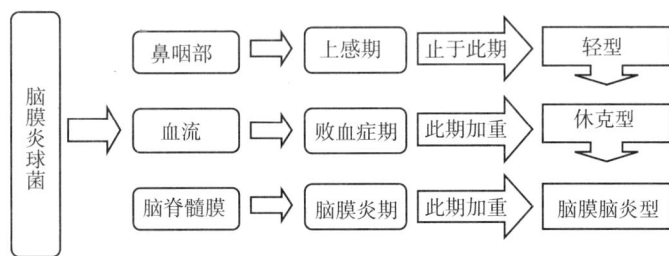

图 15-1　流脑的发病机制与临床分型

【护理评估】

（一）流行病学资料

1. 传染源　主要是流脑患者和带菌者。本病隐性感染率较高，流行期间带菌者高达 50%，是最重要的传染源。患者从潜伏期末至发病后 10 日均有传染性。

2. 传播途径　主要经空气飞沫直接传播。由于本菌在外界生活能力极弱，间接传播的机会较少，但 2 岁以下的婴幼儿可通过密切接触如同睡、怀抱、喂乳等传播。

3. 人群易感性　人群普遍易感，隐性感染率较高。新生儿自母体获得杀菌抗体而很少发

扫码"看一看"

病，在 6 个月 ~2 岁时抗体水平最低，以后因隐性感染而逐渐获得免疫力。因此，6 个月至 2 岁小儿发病率最高，以后随年龄增长逐渐下降。人群大多通过隐性感染而获得持久免疫力。

4. 流行特征 本病遍布全球，全年均可发病，但冬春季多见，3 ~4 月份是发病高峰时间。我国自 1985 年开展 A 群疫苗接种后，发病率有所下降，未再出现全国大流行。近几年该病发病率有上升趋势，尤其是 B 群和 C 群有增多的趋势。

> **考点提示**
>
> 流脑流行病学特点

（二）身体状况

潜伏期一般为 2 ~3 天，最短 1 天，最长 7 天。临床类型有普通型、暴发型和轻型。

1. 普通型流脑 最多见，约占发病者的 90%。按其发展过程，通常分为四期。

（1）上呼吸道感染期 多数患者无此期表现，少数有咽痛、低热、鼻咽部充血及分泌物增多等上呼吸道感染症状，一般持续 1 ~2 日。

（2）败血症期 突起寒战、高热，体温迅速升高达 40℃ 以上，乏力、头痛，伴恶心、呕吐、精神萎靡等毒血症状。幼儿常有惊厥、哭闹、拒食、烦躁不安和皮肤感觉过敏。70% 患者皮肤黏膜有瘀点或瘀斑，病情严重者瘀点、瘀斑迅速扩大或融合成片，常见于四肢、软腭、眼结膜及臀部等。中央因血栓形成而出现紫黑色坏死或大疱。一般 1 ~2 日后发展为脑膜炎期，也有终止于此期者。

直通护考

> 流行性脑脊髓膜炎患者典型的皮肤黏膜体征是
> A. 瘀点、瘀斑　　　B. 色素沉着　　　C. 白斑
> D. 发绀　　　E. 黄疸
> 解析：典型流脑患者败血症期出现皮肤黏膜瘀点、瘀斑是特征性表现。选 A。

（3）脑膜炎期 此期除有败血症期的表现外，突出表现为剧烈头痛、喷射性呕吐、脉搏减缓、烦躁不安、昏迷等颅内压升高症状和颈项强直、凯尔尼格征及布鲁津斯基征阳性等脑膜刺激征，重者谵妄、抽搐及意识障碍。

> **考点提示**
>
> 普通型流脑的临床表现

婴幼儿因中枢神经系统发育尚不成熟，临床表现不典型，脑膜刺激征不明显，多表现为啼哭吵闹，烦躁不安，皮肤感觉过敏及惊厥等。可有咳嗽等呼吸道症状和拒乳、呕吐、腹泻等消化道症状。前囟未闭者大多饱满隆起，对诊断有较大意义。但有时因频繁呕吐失水，囟门可无明显改变，甚至出现前囟下陷。婴幼儿流脑可并发硬脑膜下积液、脑积水、肺炎和心包炎等。如及时治疗，患者通常在 2 ~5 天内进入恢复期。

（4）恢复期 体温逐渐正常，意识转清，精神状态改善，脑膜刺激征消失。皮肤瘀点、瘀斑被吸收或结痂。神经系统检查均恢复正常。治疗过程中 10% 患者可出现口周疱疹。患者一般在 1 ~3 周内痊愈。

2. 暴发型流脑 起病急，病情凶险，如不及时抢救，可在 24 小时内危及生命，病死率高。一般分为以下三型。

（1）休克型 多见于儿童。急起寒战高热、呕吐、精神极度萎靡、严重者体温不升。全身出现广泛瘀点、瘀斑，且迅速融合成大片。面色苍白、唇周及指端发绀、四肢厥冷、

皮肤呈花纹状、脉搏细速、呼吸急促、血压下降甚至测不出。可无脑膜刺激征，脑脊液大多清亮，血培养脑膜炎球菌常为阳性。由于病情急剧恶化，抢救不及时，可出现周围循环衰竭症状加重，血压下降，尿量减少，昏迷等严重情况。

考点提示

暴发型流脑的临床表现

（2）脑膜脑炎型 亦多见于儿童。除具有严重的中毒症状外，常于 1~2 天出现严重的神经系统症状，主要表现为脑实质损害引起的颅内压升高症状：剧烈头痛，烦躁不安，呈喷射状呕吐，反复惊厥，迅速陷入昏迷，锥体束征常阳性。严重者出现脑疝、呼吸衰竭。

（3）混合型 可同时出现上述两型的临床表现，病情极为严重，病死率可高达80%。

3. 轻型 多见于流行后期，好发于年长儿及青少年，临床表现轻微，患者可有低热、咽痛等上呼吸道感染症状和皮肤黏膜少量细小出血点，咽拭子培养可有脑膜炎奈瑟菌生长，脑脊液无明显变化，多数可自愈。

4. 慢性型 成人患者较多，病程可迁延数周至数月，相比之下不常见。临床表现常为间歇性发冷、发热，每次发热约 12 小时后缓解，隔 1~4 小时再次发作。每次发作后，常成批出现皮疹，也可出现瘀点。常伴关节痛、脾大、血培养阳性及血液白细胞增多。

（三）心理 - 社会状况

本病起病急，病情重，短期内变化迅速，常使患者或家属感到恐惧、焦虑。因疾病后期出现功能障碍或后遗症而产生抑郁、悲观等消极情绪。评估时注意了解患者及家属对疾病的发生、发展、流行及预防等方面的认识情况，以便对其作正确、合适的健康宣教和讲解。

（四）辅助检查

1. 血常规 白细胞总数明显增加，一般（10~20）×10^9/L，中性粒细胞占80%~90%，并发 DIC 者血小板减少。

2. 脑脊液检查 是确诊的重要方法。典型的脑膜炎期，有压力增高，外观浑浊或脓样，白细胞数在 1000×10^6/L 以上，以多核细胞为主，蛋白含量显著升高，而糖和氯化物含量明显降低。病初或休克型患者，脑脊液多无改变，应在 12~24 小时后复查。

3. 细菌学检查 是确诊的重要手段。标本应及时送检、保暖、及时检查。

（1）涂片 皮肤瘀点处穿刺液或脑脊液离心沉淀后做涂片染色直接镜检，可查到脑膜炎球菌，阳性率60%~80%。瘀点涂片简便易行，是早期诊断的重要方法。

（2）细菌培养 使用抗菌药物前取血液或脑脊液培养脑膜炎球菌。

4. 血清学检测 血清或脑脊液中的脑膜炎球菌特异性抗原及血清中的特异性抗体可呈阳性。

（五）治疗要点

1. 一般治疗 呼吸道隔离，卧床休息。流质饮食，注意补充液体和电解质，保持每日尿量在 1000ml 以上。做好皮肤及黏膜的护理。

2. 病原治疗 脑膜炎球菌对青霉素极敏感，大剂量注射可使脑脊液达有效杀菌浓度，每日（20万~40万）U/kg，分三次静脉滴注，5~7 日为一疗程。对青霉素过敏者可选用氯霉素、头孢菌素等抗菌药物。第三代头孢菌素对脑膜炎奈瑟菌抗菌活性强，易透过血 - 脑屏障，且毒性低，适用于不能使用青霉素和氯霉素的患者。

3. 对症治疗

（1）高热 物理降温为主，必要时使用药物降温。

（2）水、电解质失衡　补充足够的水分和电解质及热量。

（3）休克　休克型流脑要迅速纠正休克，包括扩充血容量、纠正酸中毒、改善微循环、减轻毒血症状、抗DIC等治疗措施。

考点提示
流脑的治疗要点

（4）颅内压升高　20%甘露醇和利尿剂呋塞米交替使用或加糖皮质激素可迅速降低颅内压，防止脑疝。

（5）呼吸衰竭　密切观察病情，发生呼吸衰竭时及时抢救，给氧，吸痰，使用山梗菜碱、二甲弗林或尼可刹米等呼吸中枢兴奋剂，必要时做气管插管或气管切开给予人工辅助呼吸。

【护理问题】

1. 体温过高　与脑膜炎球菌感染有关。

2. 有皮肤黏膜完整性受损的危险　与皮肤黏膜瘀点、瘀斑有关。

3. 组织灌注量改变　与内毒素导致微循环障碍有关。

4. 潜在并发症　颅内高压、脑疝。

【护理措施】

（一）一般护理

1. 休息与隔离　患者应卧床休息，采取舒适体位，并注意保暖。按呼吸道隔离至患者体温正常后3天，病室安静清洁，空气新鲜流通，定期紫外线消毒。

2. 饮食护理　给予营养丰富、清淡可口、易消化的流质或半流质饮食，鼓励患者多饮水，并协助进餐。频繁呕吐不能进食者应静脉补充营养。昏迷者给予鼻饲。

（二）病情观察

密切观察患者生命体征及皮肤瘀点、瘀斑情况，如发现面色苍白、四肢厥冷、发绀、皮肤呈花斑状、血压下降，或瘀点、瘀斑迅速融合成片，应立即报告医生并按休克护理。如出血情况严重，血小板减少，疑有DIC者，应备好肝素和鱼精蛋白，及时按医嘱进行抗凝治疗。肝素静脉滴注时应注意滴速缓慢，并且不能和其他药物混合。必要时按医嘱输注新鲜血液、血浆和凝血酶原复合物以补充消耗的凝血因子。注意观察、意识状况，发现意识障碍加重，瞳孔对光反射迟钝，双目凝视，两侧瞳孔不等大等颅内高压、脑疝征象或者呼吸快慢深浅不均，呈双吸气、叹息样等中枢性呼吸衰竭表现，应立即报告医生，遵医嘱使用脱水剂和呼吸兴奋剂。若患者呼吸停止，应配合医生气管切开、气管插管进行呼吸机治疗。

直通护考

暴发型流脑病情危重，病死率高，患者、家属均可产生焦虑及恐惧心理。护士进行护理时不妥的做法是

A. 镇静，守候在患者床前　　B. 鼓励患者朋友、家人探视

C. 密切观察患者病情变化　　D. 取得患者及家属的信赖

E. 做好安慰解释工作

解析：患者病情危重，需要保持安静、进行抢救并采取呼吸道隔离，因此鼓励患者朋友家人探视不妥。选B。

（三）对症护理

1. 高热时给予物理降温，如冷敷头部及大动脉，32~36℃温水拭浴；体温过高，头痛加重者遵医嘱给予解热镇痛剂；高热反复惊厥者遵医嘱给予亚冬眠疗法。

2. 观察和评估瘀点、瘀斑的部位、大小及消长情况，加强皮肤护理。如保持床铺清洁平整和皮肤清洁干燥；保护瘀点、瘀斑部位避免受压、摩擦、搔抓等，必要时可垫气垫、水垫等；瘀斑破溃后，用生理盐水洗净局部，并涂抗生素软膏，防止继发感染。

3. 腰椎穿刺术后，脑脊液标本要注意保暖、防止污染并及时送检。患者术后应去枕平卧 4~6 小时，预防因颅内压降低而引起的头痛。

（四）用药护理

遵医嘱使用有效抗菌药物，注意观察疗效及不良反应。如使用青霉素治疗，应询问有无过敏史并进行皮试，注意用药剂量、给药次数、间隔时间等。如使用氯霉素治疗，应密切注意有无骨髓抑制等不良反应。

> 📝 考点提示
>
> 流脑患者的护理措施

（五）心理护理

向患者及家属解释流脑的症状、治疗方法及配合治疗和隔离的重要性，消除患者及家属紧张、焦虑等不良心理反应。

🖊 直通护考

患儿，男，5 岁。因发热、头痛 2 天入院。入院后精神萎靡，出现喷射性呕吐 2 次。查体：T39.5℃，前囟膨隆，右侧肢体无力。脑脊液检查：外观浑浊、压力高。血常规：白细胞高，以中性粒细胞为主。

1. 该患儿可能患

A. 化脓性脑膜炎　　　B. 高热惊厥　　　C. 病毒性脑膜炎

D. 病毒性脑炎　　　E. 结核性脑膜炎

2. 针对该患儿采取的护理措施，错误的是

A. 保持病室温度在 18~22℃，湿度 50%~60%

B. 体温超过 38.5℃ 时给予物理降温

C. 不能进食者给予鼻饲

D. 及时更换潮湿的衣服，脱衣时先脱患侧，再脱健侧

E. 严密观察患儿生命体征、神志、瞳孔的变化

答案解析：1. A。患儿脑脊液外观浑浊，血常规白细胞高，中性粒细胞为主提示化脓性脑膜炎。2. D。为保护患侧，在给患儿更换衣服时，脱衣应先脱健侧再脱患侧，穿衣应先穿患侧再穿健侧。

【健康指导】

1. 疾病知识指导　向患者及家属解释流脑的发病与流行特征，宣传流脑的护理知识和自我保健知识。遵医嘱正确用药，不能随意增减、更换或停止使用药物。患者应住院治疗，按呼吸道隔离至体温正常、症状消失后 3 日或不少于发病后 7 日。少数留有神经系统后遗症的患者，应指导其家属帮助患者进行功能锻炼和按摩等，以促进康复。

2. 疾病预防指导 开展有关预防流脑的宣传指导，如保持室内通风，流行季节尽量避免到人群密集的公共场所，6个月~15岁的易感人群应接种流脑疫苗。流行期间应重点宣讲流脑的主要临床表现、预后等，提醒社区居民在冬春季节发现小儿有感冒症状，尤其是高热、头痛、呕吐、颈项强直、皮肤瘀点等，应及时就诊。

目 标 检 测

一、选择题

A1/A2 型题

1. 流脑最重要的传染源是
    A. 现症患者   B. 带菌者
    C. 极期患者   D. 恢复期患者
    E. 家畜

2. 普通型流脑的临床表现主要是
    A. 高热、循环衰竭、大片瘀斑   B. 高热、瘀斑、昏迷、呼吸衰竭
    C. 高热、头痛、瘀斑、脑膜刺激征   D. 低热、头痛、瘀点
    E. 间歇性发热、反复皮肤瘀点、血培养可阳性

3. 女孩，5岁。冬末突起寒战、高热2天，体温40.8℃，按感冒处理效果不佳，第3天出现剧烈头痛，喷射性呕吐，抽搐1次，继之神志不清，查体：血压102/68mmHg，脑膜刺激征阳性，最可能的疾病是
    A. 流行性脑脊髓膜炎   B. 流行性乙型脑炎
    C. 中毒性菌痢   D. 结核性脑膜炎
    E. 散发性病毒性脑膜炎

4. 10岁女孩，急起发热3日，体温39~40℃，伴有剧烈头痛、呕吐，查体：脉搏100次/分，乏力，皮肤散在瘀斑，神志模糊，谵妄，脑膜刺激征阳性，已按流脑治疗。根据以上资料，应属于该病的哪一型
    A. 普通型   B. 暴发休克型
    C. 暴发脑膜脑炎型   D. 暴发混合型
    E. 慢性败血症型

5. 男孩，7岁，春初突起发热2日，伴全身不适及精神萎靡，查体：全身皮肤黏膜有散在大小不等的瘀点、瘀斑，脑膜刺激征阴性，血常规：WBC 15.2×10^9/L，多核细胞0.85，单核细胞0.15，疑为流脑。根据以上资料，应属于该病的哪期
    A. 前驱期   B. 败血症期
    C. 脑膜炎期   D. 恢复期
    E. 后遗症期

6.9岁男孩，急起高热、寒战，体温40.2℃，伴头痛、呕吐，精神萎靡，烦躁不安，查体：血压测不到，面色苍白，四肢厥冷、发绀，全身皮肤黏膜大片瘀斑，脑膜刺激征阴性，脑脊液检查细胞数正常，临床疑为暴发型休克型流脑，以下措施哪项是错误的

　　A. 尽早应用大剂量青霉素抗菌　　　　B. 尽早使用足够剂量的磺胺抗菌

　　C. 迅速纠正休克　　　　　　　　　　D. 使用肾上腺皮质激素减轻毒血症

　　E. 及早应用肝素阻断 DIC 高凝状态

7. 3 岁患儿，高热 2 天，昏迷抽搐 1 天，查体：体温 40.2℃，深度昏迷，呼吸节律不规则，瞳孔缩小，脑膜刺激征阳性，血常规：WBC 22.0×10^9/L，多核细胞 0.90，单核细胞 0.10，血小板 80×10^9/L，下列处理哪项是错误的

　　A. 快速静脉推注甘露醇　　　　　　　B. 吸氧，保持气道通畅

　　C. 立即腰椎穿刺送脑脊液检查　　　　D. 降温

　　E. 镇静

A3/A4 型题

(8~10 题共用题干)

患儿 6 岁，急起畏寒、高热、头痛、呕吐 6 小时。查体：体温 40℃，神志淡漠，全身皮肤黏膜有散在瘀点、瘀斑，颈软，脑膜刺激征阴性，血常规：WBC 15.0×10^9/L，N 0.95，L 0.05，疑为中枢神经系统感染。

8. 暂不作腰椎穿刺检查，其原因是考虑

　　A. 患儿年龄小，不合作　　　　　　　B. 可以确诊，不必要

　　C. 容易诱发脑疝　　　　　　　　　　D. 无脑膜刺激征

　　E. 此时脑脊液多为正常，对诊断无参考价值

9. 次日头痛加剧，频繁呕吐，查体：颈部抵抗，克氏征阳性，腰椎穿刺脑脊液检查：蛋白 2.0g/L，氯化物 112mmol/L，糖 0.55mmol/L。结合上述临床表现，本病应考虑

　　A. 流行性出血热　　　　　　　　　　B. 流行性脑脊髓膜炎

　　C. 肺炎链球菌脑膜炎　　　　　　　　D. 结核性脑膜炎

　　E. 散发性病毒性脑炎

10. 查血压 122/99mmHg，本例除了病原治疗外，最重要的对症治疗措施是

　　A. 输新鲜血　　　　　　　　　　　　B. 肝素抗凝

　　C. 肾上腺皮质激素　　　　　　　　　D. 20% 甘露醇脱水

　　E. 低分子右旋糖酐

(刘　珊)　　扫码"练一练"

第十六章

钩端螺旋体病患者的护理

学习目标

知识要点

1. 了解钩端螺旋体病的病原学与发病机制。

2. 熟悉钩端螺旋体病的护理问题。

3. 掌握钩端螺旋体病的护理评估、护理措施和健康指导。

技能要点

1. 说出致病性钩体的主要特点,理解钩端螺旋体病的发病原理。

2. 能对钩端螺旋体病患者进行完整的护理评估。

3. 能对钩端螺旋体病患者实施正确的护理措施。

4. 能对钩端螺旋体病患者、家属及广大群众进行健康指导。

☞案 例

男,35岁,农民。在稻田劳动后高热3天,伴畏寒、头痛、全身酸痛、乏力。查体:体温39.5℃,结膜充血,左腋下可见出血点。肝右肋下1.5cm,质中。脾未触及。腹股沟有蚕豆大小淋巴结3个。血常规:白细胞$15.8×10^9/L$,中性粒细胞0.81。尿胆红素+,尿胆原+,尿常规:白细胞3~5个/HP,血清总胆红素为112μmol/L,丙氨酸转氨酶240 IU/L。

问题:

1. 本病最可能的诊断是什么?

2. 当前有哪些护理问题?

3. 主要的护理措施是什么?

钩端螺旋体病(leptospirosis)简称钩体病,是由致病性钩端螺旋体(简称钩体)所引起的一种自然疫源性急性传染病。人畜共患,鼠类和猪是主要传染源。临床特征早期表现为钩体败血症状;中期为靶器官损害表现;晚期是变态反应有关的后发症。

(一)病原学

钩体是一种纤细的螺旋状微生物,呈细长丝状,长6~20μm,圆柱形,直径平均为0.1~0.2μm,钩体的一端或两端弯曲成钩状,呈"C"或"S"字形,有12~18个细密而规则的螺旋，规则而紧密，状如弹簧。暗视野显微镜下可见钩体运动力强，沿长轴旋转运动，两端柔软，有较强的穿透力。

钩体革兰染色阴性，镀银染色常被染成褐色或黑色，光学显微镜下易查见。电镜下钩体为圆柱状结构，有菌体、轴丝和外膜 3 部分组成。钩体需氧，是唯一可用人工培养基培养的螺旋体，最适合钩体生长的温度为 28～30℃。钩体在 pH 7.0～7.5 的水或湿土中可存活 1～3 个月。钩体极易被杀灭，对干燥、热、日光直射时抵抗力均较弱，56℃ 10 分钟 60℃ 只需 10 秒即可杀死，对常用消毒剂敏感，稀盐酸、70% 乙醇、肥皂水等易将其灭活。

钩体抗原组成较复杂，与分型有关的抗原主要包括 P 抗原和 S 抗原两种。目前全世界已发现 24 个血清群，200 多个血清型。我国至少有 19 个血清群，74 个血清型。其中，以黄疸出血群、波摩那群、犬群、澳洲群、秋季热群、七日群和流感伤寒群多见，分布最广的是波摩那群。型别不同，毒力和致病力也不同，毒力最强、致病最重的是黄疸出血型。黄疸出血群是稻田型的主要菌群，波摩那群是洪水型和雨水型的主要菌群。

（二）发病机制与病理

钩体自皮肤破损处或各种黏膜如口腔、鼻、肠道、眼结膜等侵入机体，经淋巴管或小血管至血循环，迅速大量繁殖，释放毒素，引起早期钩体败血症。此后，钩体侵入全身几乎所有组织器官，包括肝（钩体数量最多）、肾、肺、脑等，引起严重的感染中毒症状，表现为不同的类型，如肺出血型、黄疸出血型、肾衰竭型、脑膜脑炎型等。发病 1 周左右，机体发生免疫反应并产生相应的抗体，病情逐渐好转。部分患者可出现后发热、眼和神经系统后发症等。

钩体病的病变基础是全身毛细血管感染中毒性损伤。突出特点是机体器官功能障碍的严重程度和组织形态变化轻微的不一致性。肺部的主要病变为出血；肝脏病理改变为肝细胞变性肿胀、脂肪变或空泡形成，炎性细胞浸润；肾脏可见肾间质水肿，肾小管退行性变。

【护理评估】

（一）流行病学资料

1. 传染源 鼠类和猪是两个重要的储存宿主和传染源。我国南方以鼠类作为主要传染源，包括黑线姬鼠、黄胸鼠、褐家鼠和黄毛鼠等。黑线姬鼠为稻田型钩体病的主要传染源，所带病毒为黄疸出血群。鼠感染钩体后

考点提示

钩端螺旋体病的主要传染源

带菌时间长，带菌率高，通过排出含有钩体的尿液污染水、土壤和食物。猪是我国北方和沿海平原钩体病的主要传染源，所带钩体主要是波摩那群，易引起洪水型（雨水型）钩体病流行。患者排钩体较少，且尿液为酸性，不适宜钩体生存，故作为传染源的意义不大。

2. 传播途径

（1）接触传播 直接接触病原体是本病的主要传播途径，皮肤（尤其破损的皮肤黏膜）是钩体侵入人体的主要途径。

考点提示

钩端螺旋体病的主要传播途径

（2）消化道传播 进食被钩体污染的食物而感染。

（3）垂直传播 钩体可通过胎盘传给胎儿。

3. 人群易感性 人群对钩体普遍易感，但发病率高低与接触疫水的机会和机体免疫力有关。病后可获得较强的同型免疫力，部分型间及群间有一定的交叉免疫。但因病后免疫

力的型特异性较强，仍有二次感染的病例。从外地初进入疫区的人员，往往比本地人易感，且病情更重。

4. 流行特征 本病分布于世界各地，我国以西南和南方多见。流行形式主要有 3 种：稻田型、雨水型和洪水型。稻田型常在收割季节流行，洪水型在暴雨引起洪水后发生流行。夏秋季多发，主要于 6 ~ 10 月发病，其中 8、9 月为高峰。农村高于城市，以青壮年农民、渔民、牧民、屠宰工人、下水道工人、猎人等接触疫水较多的人员多见。

（二）身体状况

潜伏期 7 ~ 14 天（2 ~ 28 天），平均约 10 天。典型的临床过程可分三期。

1. 早期（钩体败血症期） 主要为三个症状及三个体征。

（1）发热　急起发热，伴畏寒、寒战，体温迅速升高，达 39℃ 左右，多为稽留热，部分可呈弛张热，热程约 7 天。

（2）肌肉酸痛　头痛明显，全身肌肉酸痛，以腓肠肌、颈肌、腰背肌、大腿肌、胸腹肌等部位常见。腓肠肌疼痛尤为显著，第 1 天即可出现腓肠肌疼痛，轻者仅感小腿胀痛，重者疼痛剧烈，不能行走。

> **考点提示**
> 　　钩体病的三症状、三体征

（3）全身乏力　肢体软弱，行动困难，甚至难于下床活动，热退后仍感乏力。

（4）眼结膜充血　发病后第 1 天即可出现眼结膜充血，无分泌物，无畏光、流泪、疼痛，至热退后仍持续存在。

（5）腓肠肌压痛　双侧腓肠肌压痛，轻者轻压痛，重者压痛明显，拒按。

（6）浅表淋巴结肿大　病后第 2 天起出现，以腹股沟、腋下淋巴结肿大为主，如黄豆或蚕豆样大小，质软，压痛，局部皮肤无发红或化脓。

上述表现可归纳为"寒热、酸痛、一身软，眼红、腿痛、淋巴结大"。此外，部分患者还可出现恶心、呕吐、食欲不振、腹泻、咽痛、咳嗽、咽部充血、扁桃体肿大、肝脾肿大、出血倾向、斑疹、斑丘疹等。

2. 中期（器官损伤期） 在起病后 3 ~ 10 日，是钩体血症极期的表现，根据临床表现可分以下几种类型。

（1）流感伤寒型　最常见，为早期的感染毒血症候群的持续表现，无明显的内脏损害，经治疗后热退或自然痊愈，病程 5 ~ 10 天。

（2）肺出血型　一般出现在早期败血症后 3 ~ 4 日，在早期感染中毒表现的基础上，病情加重而出现不同程度的肺出血。

①肺出血轻型　临床表现与钩体血症类似，伴有不同程度咯血或血痰，肺部体征不明显，X 线片显示轻度肺部病变（肺纹理增加、点状或小片状阴影），治疗及时易痊愈。如不及时治疗，也可转为肺弥漫性出血型。

②肺弥漫性出血型（肺大出血型）　钩体侵入人体后，经过潜伏期和短暂的感染早期后的 2 ~ 5 天，突然出现广泛的肺内出血，病情迅速恶化，出现进行性加重的呼吸、循环障碍。病情进展可分三个时期：①先兆期：患者面色苍白，心慌，烦躁。呼吸、心率进行性加快，肺部逐渐出现湿性啰音，可有血痰或咯血，X 线胸片呈纹理增多，散在点片状阴影或小片融合。如治疗及时，病情可逆转。②出血期：如未及时治疗，可在短期内面色转极度苍白或青灰，口唇发绀，气促，心慌，极度烦躁，呼吸、心率显著加快，双肺湿啰音逐

渐增多，咯血不断，X 线胸片点片状阴影扩大且大片状融合，救治难度大。③垂危期：若未能有效地控制上述症状，患者可在短期内（1~3 小时）病情迅速进展，由烦躁不安转为神志不清或昏迷；喉有痰鸣，呼吸不规则，极度发绀；大量咯血，迅速窒息死亡。

（3）黄疸出血型　一般于病后 4~8 天出现进行性加重的黄疸、出血倾向和肝肾功能损害。轻型病例以轻度黄疸为主，严重病例主要损害肝和肾，可迅速因肾衰竭、肝衰竭、大出血而死亡，其中肾衰竭为主要的死亡原因。

（4）肾衰竭型　临床症状以肾脏损害较突出，表现为蛋白尿、血尿、管型尿、少尿、无尿，出现不同程度的氮质血症、酸中毒。多可恢复正常。

（5）脑膜脑炎型　出现头痛、烦躁不安，颈抵抗，凯尔尼格征、布鲁津斯基征阳性等脑膜炎的表现，以及嗜睡、神志不清、谵妄、瘫痪、抽搐、昏迷等脑炎表现，严重者可发生脑水肿、脑疝及呼吸衰竭。

3. 后期（恢复期或后发症期）　患者热退后各种症状逐渐消退，但也有少数患者退热后经几日到 3 个月再次发热，出现症状，称后发症。

（1）后发热　在第 1 次发热消退后 1~5 天，发热再现，一般为 38~38.5℃，无论用药与否，发热均在 1~3 天内消退。

（2）眼后发症　多见于北方，可能与波摩那型有关。发生在病后 1 周~1 个月，以葡萄膜炎、虹膜睫状体炎、脉络膜炎为常见，巩膜表层炎、球后视神经炎、玻璃体浑浊等也有发生。

（3）神经系统后发症　①反应性脑膜炎：少数患者在后发热同时伴有脑膜炎症状，但脑脊液检查正常，不治也可自愈。②闭塞性脑动脉炎：是钩体病神经系统中最常见和最严重并发症之一。表现为偏瘫、失语、多次反复短暂肢体瘫痪。预后较差。

（三）心理 - 社会状况

钩体病起病急骤，尤其在病程中期，病情复杂危重，患者往往会表现出恐惧、畏死心理，且患者及家属对疾病认识少，会出现紧张、烦躁、无力感，或出现放弃治疗的念头。

（四）辅助检查

1. 一般检查　血常规白细胞总数和中性粒细胞数正常或轻度升高；血沉加快，出血患者可有贫血、血小板减少。尿常规检查，多数患者有轻度蛋白尿、白细胞、红细胞或管型出现。肝功能检查可有胆红素增高等。

2. 血清学检查

（1）显微镜凝集试验（MAT）　有较高的特异性和敏感性，是国内最常用的诊断方法，一般在病后 7~8 天出现，15~20 天升高，以超过 1:400 效价为阳性，可持续数月到数年。间隔两周双份血清效价增高 4 倍以上为阳性，可确诊。

（2）酶联免疫吸附试验（ELISA）　测定血清钩体 IgM 抗体，灵敏性、特异性高于 MAT，国外已广泛采用，国内尚未开展。

3. 病原学检查

（1）分离培养　将患者血液或尿液接种于柯氏培养基进行钩体培养，28℃1~8 周，阳性率 20%~70%。因培养时间长，对急性期患者帮助不大。

（2）分子生物学检查　应用聚合酶链反应（PCR）检测钩体 DNA，标本可选择血液、尿液、脑脊液，检测方法特异、敏感、简便、快速，有助于早期诊断。

（五）治疗要点

强调"三早一就地"原则，即早发现、早诊断、早治疗、就地治疗。

1. 病原治疗   杀灭病原体是治疗钩体的关键措施，应早期应用有效抗生素。轻症者可应用多西环素、阿莫西林、氨苄西林或阿奇霉素口服，重者可应用青霉素、头孢曲松或头孢噻肟静脉注射。部分患者用青霉素治疗后可发生赫氏反应。对青霉素过敏者可改用庆大霉素、链霉素、多西环素等。

考点提示

钩体病的首选抗生素

2. 对症治疗   ①肺出血型：应早期给予镇静药物及肾上腺皮质激素治疗，注意止血、输血，慎用升压药及高渗溶液，补液不宜过快、过多，以免加重出血。②黄疸出血型：轻、中度患者，在抗菌疗法的基础上，适当对症治疗即可，重症患者应加强出血、护肝等处理。③肾衰竭型：轻症患者多可自行恢复，重症患者应注意水电解质平衡，必要时透析治疗。④脑膜脑炎型：采用大剂量抗生素静脉滴注治疗为基础，颅内压增高者给予脱水利尿剂及地塞米松等降颅压治疗。

3. 后发症的治疗   后发热、反应性脑膜炎等后发症系变态反应所致，一般仅采取对症治疗，短期即可缓解。必要时可短期使用肾上腺糖皮质激素，则恢复更快。闭塞性脑动脉炎除大剂量抗生素及糖皮质激素外，还需辅以血管扩张剂。

知识链接

赫氏反应

是一种青霉素治疗后的加重反应，多在首剂青霉素后半小时至 4 小时内发生，是因为大量钩体被青霉素杀灭后释放毒素所致，当青霉素剂量较大时容易发生，表现为突发寒战、高热，头痛、全身痛，心率和呼吸加快，原有症状加重，持续半小时至 1 小时，可诱发肺弥漫性出血。故用青霉素治疗钩体病时，宜首剂小剂量和分次给药。

【护理问题】

1. 体温过高   与钩体感染引起的败血症有关。

2. 疼痛：肌肉酸痛   与钩体引起的肌肉损害有关。

3. 活动无耐力   与钩体感染引起的疲乏无力、肌肉损害有关。

4. 气体交换受损   与肺毛细血管损伤有关。

5. 潜在并发症   出血、肝衰竭、急性肾衰竭等。

【护理措施】

（一）一般护理

1. 隔离   执行接触隔离，患者的排泄物及被患者污染的物品要及时消毒。同时做好疫情报告，综合防治控制流行。

2. 休息与活动   早期和中期应卧床休息，尽量减少搬动，以免发生出血或加重疼痛。恢复期，症状好转后再下床活动，逐渐增加活动量和延长活动时间。

3. 饮食护理   急性期给予高热量、丰富维生素、低脂肪、易消化流质饮食，结合患者肝肾功能损害程度调整蛋白质摄入量。注意静脉补液满足机体需要量，鼓励患者多饮水，保持尿量正常。肾损害严重者，合理限制水钠摄入量。

（二）病情观察

严密监测患者生命体征，注意有无出血性休克；检测患者黄疸程度、尿量、意识状态，注意有无肝损害、肾衰竭、脑膜脑炎的早期征象；观察全身出血征象，如患者突然出现面色苍白、烦躁不安、呼吸加快、心率加快、肺部闻及湿啰音、咯血丝痰等肺出血的先兆表现，应立即通知医生，迅速配合抢救。病程中注意及时检查血常规、凝血功能、肝功能、肾功能等指标。

（三）对症护理

高热给予物理降温，如有皮肤出血倾向，应避免酒精擦浴，尽量避免使用退热剂，以免体温骤降引起周围循环衰竭。有呕血者做好清除血块等口腔护理。患者严重肌肉疼痛可给予止痛剂，局部疼痛可热敷，也可通过指导患者深呼吸、分散注意力等来缓解疼痛。

弥漫性肺出血为钩体病主要死亡原因之一，应特别重视，一旦发生，护士应立即争分夺秒地配合抢救。①患者绝对静卧，侧卧位或头偏向一侧，以利血块引流，尽量避免搬动患者，各种操作集中进行，吸氧，持续心电监护。②备好急救药物及器械，如吸引器、气管切开包等。③如患者出现气促、发绀、烦躁等呼吸道阻塞的征象，应及时吸出血块，保持呼吸道通畅，必要时配合医生施行紧急气管切开。④遵医嘱给予哌替啶、苯巴比妥钠等镇静剂，给予止血药、氢化可的松等，静脉滴注药物时速度不宜过快，以免加重心脏负荷。⑤做好配血备血准备，对于出血严重或有失血性休克者，争取少量多次输新鲜血，用低分子右旋糖酐或平衡盐液等补充血容量，纠正循环衰竭。

> **考点提示**
> 肺弥漫性出血型钩体病的抢救配合

（四）用药护理

遵医嘱正确用药，注意观察药物疗效和不良反应。青霉素首剂使用后，可能会出现赫氏反应。首剂青霉素G注射后30分钟~4小时内，若患者突然寒战、高热、头痛、全身酸痛、心率、呼吸加快，原有症状加重，并可伴有血压下降、四肢厥冷、休克、体温骤降等，应立即报告医师并及时配合处理。

> **考点提示**
> 郝氏反应的观察及护理

（五）心理护理

护士应时刻关注患者情绪变化。向患者及家属解释疾病知识，使患者对自己的疾病有较全面的认识，正确对待疾病，消除恐惧心理，保持乐观情绪，树立战胜疾病的信心，积极配合治疗与护理。

【健康指导】

1. 疾病知识指导　向患者及家属介绍钩体病的发病情况、临床表现，指导其配合观察治疗过程中的病情变化。出院后仍应多休息，加强营养。如在半年内出现视物障碍、发音不清、肢体运动障碍，可能是钩体病后发症，应及时就诊。

> **考点提示**
> 钩体病的健康指导要点

2. 疾病预防指导　宣传钩体病的预防知识，消灭动物宿主重点在灭鼠，对受感染并排泄病原体的家畜，特别是猪、牛、羊等要给予隔离和治疗，并加强对饲养场所及排泄物的管理。管理好饮用水，防止鼠尿污染食品及饮用水。对污染的水源或积水，可用漂白粉或其他有效药物进行消毒。同时应加强个人防护，减少和防止不必要的疫水接触，以切断传播途径。收割谷物前排干稻田中的积水，必须接触污水时穿长筒橡胶靴，戴橡胶手套。劳动中如有皮肤破损时，应立即清洁消毒伤口。在流行季节前1个月预防接种钩体多价菌苗，在接触疫水期间，可口服多西环素，对高度怀疑已受钩体感染者，可用青霉素肌注，以预防发病。

目标检测

一、选择题

A1/A2 型题

1. 钩体病的主要传染源是
   A. 患者
   B. 病原携带者
   C. 隐性感染者
   D. 钉螺
   E. 鼠类和猪

2. 治疗钩体病首选抗生素
   A. 头孢噻肟钠
   B. 庆大霉素
   C. 诺氟沙星
   D. 青霉素
   E. 氯霉素

3. 钩体病的主要传播途径是
   A. 血液传播
   B. 呼吸道传播
   C. 消化道传播
   D. 母婴传播
   E. 接触传播

4. 男，32岁，钩体病患者。护士在观察病情时，发现患者突然出现面色苍白、心悸、烦躁不安，呼吸急促，咯血，提示可能发生
   A. 严重肝功能损害
   B. 急性心衰
   C. 窒息
   D. 肺出血
   E. 急性肺栓塞

5. 男，33岁，下田收割水稻后8天，出现发热、畏寒，乏力，轻咳，痰中带血丝，周身酸痛，小腿痛，不能行走，结膜充血，腹股沟淋巴结肿痛，查体：WBC 13×10^9/L，尿蛋白（＋），最可能的诊断是
   A. 流行性感冒
   B. 流行性出血热
   C. 钩体病
   D. 沙门菌属感染
   E. 支气管肺炎

6. 钩体病患者，肌注青霉素160万U，40分钟后突然出现寒战、高热，血压80/60mmHg，呼吸急促，脉搏135次/分，双肺可闻湿啰音。首先应考虑哪种可能
   A. 青霉素过敏反应
   B. 钩体病合并肺部感染
   C. 钩体病合并疟疾
   D. 青霉素治疗后赫氏反应
   E. 钩体病合并败血症

第十七章

疟疾患者的护理

学习目标

知识要点

1. 了解疟疾的病原学与发病机制。

2. 熟悉疟疾的护理问题。

3. 掌握疟疾的护理评估、护理措施和健康指导。

技能要点

1. 说出疟原虫的主要特点，理解疟疾的发病原理。

2. 能对疟疾患者进行完整的护理评估。

3. 能对疟疾患者实施正确的护理措施。

4. 能对疟疾患者、家属及广大群众进行健康指导。

案例

男，27 岁，因"寒战、高热 6 天"入院。患者 6 天前突发寒战、高热，体温达 40.8℃，持续约 3 小时后大汗，体温骤降。发热呈间歇性，隔日发作 1 次，伴疲倦、乏力、头痛、食欲减退。患者20 天前曾去外地旅游，有野外露营，蚊虫叮咬史。查体：T 40.3℃，P 106 次/分，R 25 次/分，BP 110/70mmHg，神志清楚，脾脏轻度肿大。实验室检查：WBC 3.8×10^9/L，Hb 90g/L，血涂片见疟原虫。

问题：

1. 该患者可能患了什么疾病？

2. 患者目前有哪些护理问题？

3. 应采取什么护理措施？

疟疾（malaria）是由雌性按蚊叮咬人体时将其体内寄生的人类疟原虫传入人体而引起的寄生虫病。临床主要表现为间歇性、反复发作的寒战、高热，继之大汗后缓解，可有脾肿大及贫血等体征。

（一）病原学

疟疾的病原体为疟原虫，感染人类的疟原虫有间日疟原虫、三日疟原虫、恶性疟原虫及卵形疟原虫四种。四种疟原虫的生活史相似，包括在人体内和按蚊体内两个阶段，在人体内进行无性繁殖，在按蚊体内进行有性生殖。

1. 人体内阶段　感染疟原虫的雌性按蚊叮咬人体时，感染性的子孢子随唾液进入人体，经血液循环进入肝脏，在肝细胞内发育成裂殖体。肝细胞破裂时，裂殖体释放出大量裂殖子再次进入血液循环，侵犯红细胞，开始红细胞内的无性繁殖。裂殖子在红细胞内先后发育成环状体、滋养体、含裂殖子的成熟裂殖体。当红细胞破裂后，释放出疟色素、裂殖子及代谢产物，产生典型的临床疟疾发作。释放的裂殖子再侵入未感染的红细胞，形成了临床的周期性发作（图 17-1）。间日疟和卵形疟发育周期为 48 小时，三日疟为 72 小时，恶性疟为 36~48 小时，发育时间先后不一，故临床发作不规则。间日疟和卵形疟有速发型和迟发型子孢子 2 种。速发型子孢子发育较快，经 12~20 天发育成熟。迟发型子孢子发育较缓慢，需 6~11 个月才能成熟，是引起间日疟和卵形疟复发的原因。三日疟及恶性疟无迟发型子孢子，故无复发。部分裂殖子在红细胞内经过 3~6 代裂体增殖后，逐渐发育成雌、雄配子体，配子体在人体内的存活时间为 30~60 天。

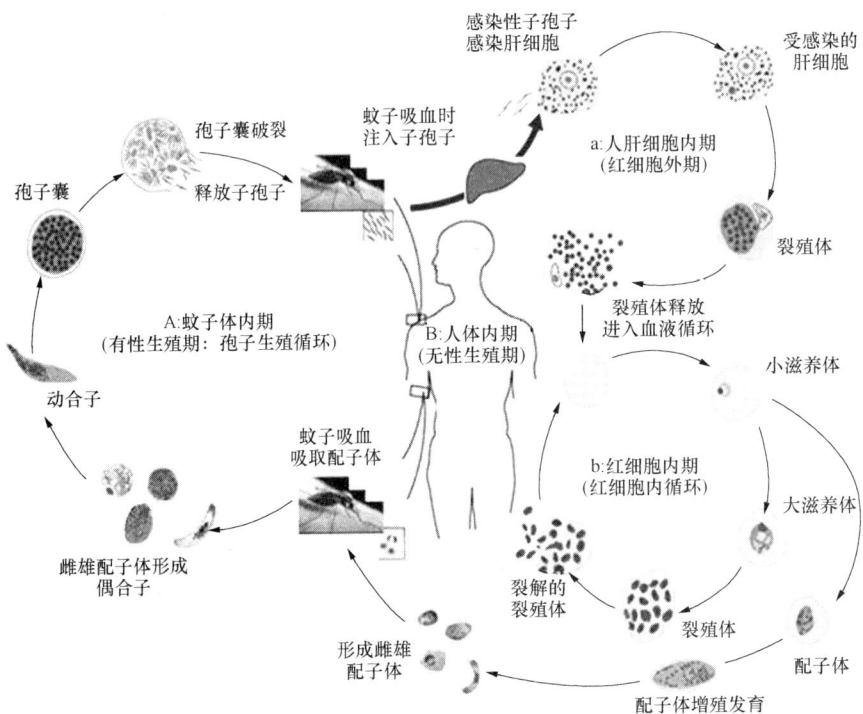

图 17-1　疟原虫生活史

2. 按蚊体内阶段　当雌性按蚊吸入疟疾患者的血液后，疟原虫在蚊虫体内开始其有性繁殖，雌、雄配子体结合形成合子，发育后成为动合子，侵入按蚊的肠壁发育为囊合子，继续发育成为孢子囊，内含数千个具有感染性的子孢子，子孢子可主动移行到按蚊的唾液腺中，当蚊虫再次叮人吸血时进入人体，进入人体的子孢子继续其无性繁殖周期。

人和按蚊是疟原虫发育过程中的两个宿主，人是中间宿主，蚊是终末宿主。

（二）发病机制与病理

疟原虫在肝细胞内与红细胞内增殖和发育时并不引起症状。当红细胞被裂殖子胀破后，大量的裂殖子、疟色素及代谢产物进入血液，引起临床发作。进入血中的裂殖子部分可再侵入其他红细胞，又进行新一轮裂体增殖，如此不断地循环，引起本病间歇性的临床发作。

因各种疟原虫裂殖体成熟所需时间不同，故发作的周期也随之而异。反复多次发作，因大量红细胞破坏而出现贫血。反复发作或重复感染使机体获得一定的免疫力，故此时虽有少量疟原虫增殖，可无疟疾发作的临床症状，成为带疟原虫者。疟疾发病及症状的严重程度主要取决于原虫血症的数量。

疟原虫在人体中增殖多在周围血中进行，引起强烈的吞噬反应，致单核－巨噬细胞系统显著增生，表现为肝、脾肿大，以脾肿大为主，骨髓也有增生，周围单核细胞增多。含恶性疟原虫的红细胞相互凝集及吞噬细胞的增生肥大，可使脑、肝、肾、骨髓等组织器官发生损害及 DIC，导致凶险发作。

【护理评估】

（一）流行病学资料

1. 传染源 疟疾患者及带虫者是疟疾的传染源。

2. 传播途径 疟疾的传播媒介为雌性按蚊，经蚊虫叮咬是主要传播途径。极少数患者经输入带疟原虫的血液或经母婴传播后发病。

考点提示

疟疾的传染源、传播途径

3. 人群易感性 普遍易感，感染后可产生一定的免疫力，但维持时间不长。各型疟疾间无交叉免疫性，多次发作或感染后，再次感染症状较轻或无症状。

4. 流行特征 主要流行在热带和亚热带，其次为温带。在我国主要以间日疟流行为主，海南和云南两省为间日疟和恶性疟混合流行。发病以夏秋季较多，在热带和亚热带则不受季节限制。

（二）身体状况

间日疟和卵形疟的潜伏期为 13～15 天，三日疟为 24～30 天，恶性疟为 7～12 天。

1. 典型发作 四种疟疾发作的症状基本相似，典型症状为突发性寒战、高热和大量出汗。寒战常持续 20 分钟至 1 小时。随后体温迅速上升，通常可达 40℃以上，

考点提示

疟疾典型发作的表现

伴全身酸痛、乏力，但神志清楚，发热常持续 2～6 小时。随后开始大量出汗，体温骤降，大汗持续 30 分钟～1 小时。此时患者自觉明显好转，但部分患者可感疲倦、乏力、头痛、肌肉酸痛、食欲减退等。疟疾初发时发热可不规则，几天后才呈典型的间歇发作。反复发作造成红细胞大量破坏可出现贫血，脾脏轻度肿大。

2. 凶险发作 主要由恶性疟疾引起。起病急缓不一，热型多不规则，常无明显的缓解间歇。常见类型如下。

（1）脑型 最常见且病死率高，90% 为恶性疟原虫感染所致。主要表现为急起高热或超高热，伴剧烈头痛、呕吐、烦躁不安或行为异常，2～5 天后出现抽搐，常出现不同程度的意识障碍、脑膜刺激征及病理反射。

（2）超高热型 起病急，体温迅速上升至 41℃以上并持续不退，患者皮肤灼热、呼吸急促、烦躁不安、谵妄，继之昏迷、抽搐，可在数小时内死亡。

（3）厥冷型 患者的肛温在 38～39℃以上，软弱无力、皮肤苍白或轻度发绀、体表湿冷，常有频繁呕吐、水样腹泻，继而血压下降、脉搏细弱，多死于循环衰竭。

（4）胃肠型 患者常有腹泻，粪便先为黏液水便，每天数十次，后可有血便、柏油样

便，伴下腹痛或全腹痛，无明显腹部压痛。重者死于休克和肾衰竭。

3. 特殊类型疟疾

（1）输血疟疾　常发生于输入含疟原虫血液后 7～10 天，临床表现同典型发作，因无肝内迟发型子孢子，故治疗后无复发。

（2）婴幼儿疟疾　胃肠道症状明显，发热不规则，可有弛张热或稽留热型，脾大显著，贫血，易发展为凶险型，预后差。

4. 再燃和复发

（1）再燃　4 种类型疟疾都有发生再燃的可能性，多见于病后 1～4 周，可多次出现。是由血液中残存的疟原虫引起。

（2）复发　各型疟疾发作数次后由于机体产生一定的免疫力而自停，但红细胞内仍有疟原虫，2～3 个月后再次发作，称为近期复发。间日疟、卵形疟患者的肝细胞内迟发型子孢子再次侵入红细胞，半年后再次发作，称为远期复发。

5. 并发症

（1）黑尿热　常见于恶性疟疾引起的急性血管内溶血，表现为急起寒战、高热、腰痛、肝脾大、贫血、黄疸、酱油色尿。

（2）急性肾衰竭　多见于成人恶性疟患者，出现进行性少尿，甚至无尿。主要是恶性疟感染后，短时间内大量血管内溶血而发生血红蛋白尿，导致急性肾损害。

（三）心理－社会状况

患者常因高热、大量出汗，全身酸痛等出现情绪低落、烦躁。病情加重，出现并发症时，患者可有精神紧张，焦虑、甚至恐惧等心理反应。

（四）辅助检查

1. 血常规检查　白细胞正常或减少，单核细胞相对增高。多次发作后，红细胞与血红蛋白可下降，恶性疟贫血尤为明显。

2. 疟原虫检查　是确诊的依据。在寒战发作时采集血液标本，涂片染色检查找到疟原虫可确诊。吖啶橙荧光染色法具有检出速度快、检出率较高的优点。血涂片阴性者可做骨髓涂片染色检查，阳性率较高。

3. 血清学检查　血清特异性抗体在感染后 3～4 周才出现，常用于疟疾的流行病学调查。

（五）治疗要点

1. 使用抗疟药　是最根本的治疗。①对氯喹敏感的疟疾发作选用氯喹和伯氨喹治疗。②耐氯喹疟疾可用甲氟喹、磷酸咯萘啶、卤泛曲林、青蒿素衍生物等治疗。③凶险型疟疾可用氯喹、奎宁、青蒿素酯、磷酸咯萘啶等治疗。④特芬喹用于预防疟疾复发效果良好。

2. 对症支持治疗　注意休息，补充水分，加强营养。脑水肿者给予甘露醇，高热者应用物理降温，抽搐者给予镇静，脑循环障碍者可应用低分子右旋糖酐改善脑循环。发生黑尿热者，立即停用可能诱发溶血的抗疟药，迅速控制溶血，处理急性肾衰竭。

【护理问题】

1. 体温过高　与疟原虫感染、大量致热原释放入血有关。

2. 活动无耐力　与红细胞大量破坏导致贫血有关。

3. 焦虑、恐惧　与疾病急性发作或迅速恶化有关。

扫码"看一看"

4. 潜在并发症 颅内压增高、脑疝、黑尿热、急性肾衰竭等。

【护理措施】

（一）一般护理

1. 隔离 采取虫媒隔离，病室应防蚊、灭蚊。

2. 休息与活动 发作期卧床休息，间歇期增加休息时间。

3. 饮食护理 能进食者给予高热量的流质或半流质饮食。有呕吐、不能进食者，静脉补液。发作间歇期，给予高热量、高蛋白、高维生素、含丰富铁质食物，以补充消耗、纠正贫血。

（二）病情观察

1. 观察患者生命体征，尤其注意热型、体温的升降方式，定时记录体温的变化。

2. 观察面色，注意有无贫血征象。

3. 监测有无剧烈头痛、抽搐、昏迷等凶险发作征象。

4. 若患者出现急起寒战、高热、头痛、贫血、黄疸、腰痛、酱油尿等表现，提示黑尿热的发生。记录 24 小时出入量，监测生化指标的变化，及时报告医生，进行处理。

（三）对症护理

1. 寒战、高热、大汗 寒战期要给患者加盖棉被、放热水袋等进行保暖；高热给予乙醇擦浴、大血管冰敷等物理降温为主，必要时遵医嘱药物降温；大汗后给予温水擦洗，及时更换衣服及床单，避免着凉，鼓励患者多饮水以防虚脱。

> 考点提示
>
> 寒战、高热、大汗的护理措施

2. 凶险发作 有惊厥、昏迷，应注意保持呼吸道通畅，并按惊厥、昏迷常规护理。如发生脑水肿、呼吸衰竭时，协助医生进行抢救并做好相应护理，防止患者突然死亡。

3. 贫血 多进食猪肝、瘦肉、黑木耳等含铁丰富的食物，必要时遵医嘱少量多次输新鲜全血。

4. 黑尿热 ①立即停用奎宁、伯氨喹等可能诱发溶血的抗疟药。②绝对卧床休息至急性症状消失，减少不必要的搬动，遵医嘱上氧。③监测生命征，记录 24 小时出入量。④监测红细胞、血红蛋白、血生化，及时发现贫血及急性肾衰竭，并做好相应处理。⑤遵医嘱应用糖皮质激素、5% 碳酸氢钠等药物，以减轻溶血和肾损害。

（四）用药护理

遵医嘱用药，观察药物疗效及不良反应。①奎宁的主要不良反应为食欲减退、疲乏、耳鸣、头晕，对孕妇可致流产。②口服氯喹可引起头晕、食欲不振、恶心、呕吐、腹泻、皮肤瘙痒等，指导患者饭后服用，减少胃肠道刺激。③氯喹和奎宁静注可引起血压下降及心脏传导阻滞，严重者可出现心脏骤停，故使用时应控制静脉滴注速度，以 40 ~ 50 滴/分钟为宜，并密切监测血压、脉搏改变，如有严重反应立即停止滴注，禁忌静脉注射。若进行肌肉注射，则须将药液稀释 4 倍，混匀后行深部肌肉注射。④联合应用伯氨喹应注意有无头晕、恶心、呕吐、发绀等不良反应及有无急性血管内溶血表现，嘱患者多饮水或静脉补液，促进药物排泄。⑤应用甘露醇等脱水剂时，需注意观察患者心功能情况，并注意补充电解质。

（五）心理护理

护士应向患者及家属介绍疾病相关知识，消除紧张、焦虑等悲观情绪，正确对待疾病，保持乐观，增强信心，积极配合治疗与护理。

【健康指导】

1. 疾病知识指导 对患者进行疾病知识指导，如传染过程、主要症状、治疗方法、药物不良反应、复发原因等，指导患者坚持服药。治疗后定期随访，有反复发作时，应速到医院复查。对 1~2 年内有疟疾发作史及血中查到疟原虫者，在流行季节前 1 个月，给予抗复发治疗，常用乙胺嘧啶与伯氨喹联合治疗，以根治带虫者。以后每 3 个月随访 1 次，直至 2 年内无复发为止。

2. 疾病预防指导 预防疟疾应以防蚊、灭蚊为主。在疟区黄昏后应穿长袖衣服和长裤，在暴露的皮肤上涂驱蚊剂，挂蚊帐，房间内喷洒杀虫剂及用纱窗，减少被疟蚊叮咬的机会。疟疾病愈未满 3 年者，不可输血给其他人。

目标检测

一、选择题

A1/A2 型题

1. 疟疾的传染源是

    A. 患者和带疟原虫者   B. 野犬

    C. 家禽   D. 猪

    E. 鼠

2. 男，30 岁，突然发病，表现为发冷、寒战、高热、大汗后缓解，隔日发作 1 次，已有 10 天。查体：脾肋下 1cm，余未见异常，外周血常规 WBC 5.0×10^9/L，中性粒细胞比例 70%，血红蛋白 100g/L，该患者半月前曾去东南亚旅游，其发热最可能的原因是

    A. 伤寒   B. 疟疾

    C. 败血症   D. 血吸虫病

    E. 急性白血病

A3/A4 型题

(3~4 题共用题干)

男，29 岁，2 周前曾去南方出差，2 天前突起寒战、高热，体温高达 40℃，3 小时后大汗，随后热退。

3. 该患者应首先考虑患了下列哪种疾病

    A. 上呼吸道感染   B. 肺结核

    C. 疟疾   D. 败血症

    E. 以上都不是

4. 为明确诊断应做哪项检查

    A. 血常规   B. 血或骨髓查疟原虫

    C. 头颅 CT   D. 血细菌培养

    E. 尿液检查

（5～6题共用题干）

患者，男，40岁，因反复寒战、高热、大汗5天入院。临床诊断为疟疾。护士按医嘱给患者用奎宁后，患者出现寒战、高热，腰痛，恶心、呕吐，排酱油样尿。

5. 该患者可能发生了

　　A. 脑型疟疾　　　　　　　　　　　B. 胃肠型疟疾

　　C. 黑尿热　　　　　　　　　　　　D. 急性肾衰竭

　　E. 疟疾复发

6. 护士采用的护理措施中，下列哪项措施不妥

　　A. 卧床休息　　　　　　　　　　　B. 停用可引起溶血的抗疟药氯喹

　　C. 静脉输注碳酸氢钠以碱化尿液　　D. 做好24小时出入量记录

　　E. 多补液，保证患者每日尿量不少于1000ml

扫码"练一练"

（杨　杰）

第十八章

阿米巴病患者的护理

学习目标

知识要点

1. 了解阿米巴病的病原学与发病机制。

2. 熟悉阿米巴病的护理问题。

3. 掌握阿米巴病的护理评估、护理措施和健康指导。

技能要点

1. 说出阿米巴的主要特点，理解阿米巴病的发病原理。

2. 能对阿米巴病患者进行完整的护理评估。

3. 能对阿米巴病患者实施正确的护理措施。

4. 能对阿米巴病患者、家属及广大群众进行健康指导。

案 例

男，34 岁，农民，因腹痛、腹泻 10 天入院。10 天来，右下腹隐痛，无发热，大便 5～8 次/天，便量多，为暗红色黏液血便，有腥臭味。粪便镜检：WBC 15～20 个/HP，RBC 满视野。

问题：

1. 该患者可能发生了什么？

2. 当前最主要的护理问题是什么？

3. 接诊时你如何护理？

4. 你如何对人群进行预防指导？

阿米巴病（amebiasis）是由溶组织阿米巴原虫感染引起的一种高发病率、高致病性的人兽共患寄生虫病。包括肠阿米巴病及继发性肠外阿米巴病。继发性肠外阿米巴病主要为阿米巴肝脓肿，肺、脑也可发生。

肠阿米巴病，又称阿米巴痢疾，是由致病性溶组织阿米巴原虫侵入结肠壁后所致的消化道传染病。病变部位主要位于回盲部及升结肠，临床上以腹痛、腹泻、排出暗红色果酱样粪便为主要特点，易复发而转变为慢性。

肝阿米巴病，又称阿米巴肝脓肿，为最常见的肠外阿米巴病，主要继发于肠阿米巴。临床表现主要是长期发热、肝区疼痛、肝大等。

（一）病原学

溶组织阿米巴为人体唯一致病性阿米巴，溶组织内阿米巴有滋养体及包囊两种形态。滋养体期是摄食、活动和增殖的生活史阶段，包囊期是具有保护性外壁的生活史阶段。

滋养体是溶组织内阿米巴的致病形态，自包囊逸出后寄生于结肠肠壁或肠腔并进行繁殖，分为大滋养体和小滋养体。大滋养体大小为 $20 \sim 40 \mu m$，依靠伪足作一定方向移动，见于急性期患者的粪便或肠壁组织中，吞噬组织和红细胞，故又称组织型滋养体。小滋养体大小为 $6 \sim 20 \mu m$，伪足少，以宿主肠液、细菌、真菌为食，不吞噬红细胞，亦称肠腔型滋养体。当宿主健康状况下降，小滋养体分泌溶组织酶，侵入肠黏膜下层，变成大滋养体，当肠腔条件改变不利于其活动时变为包囊前期，再变成包囊。滋养体可随粪便排出，但在外界抵抗力很弱，极易死亡，故在传播上无重要意义。

包囊是溶组织阿米巴的感染形态，具有传染性，多见于隐性感染者及慢性患者粪便中，呈球形，直径为 $10 \sim 16 \mu m$。包囊对外界抵抗力较强，于粪便中存活至少 2 周，水中 5 周，对化学消毒剂抵抗力较强，能耐受 0.2% 高锰酸钾数日，普通饮水消毒的氯浓度对其无杀灭作用，但对热和干燥很敏感，加热 50℃ 几分钟即被杀灭。

（二）发病机制与病理

包囊通过被污染的食物和水经口进入人体，不受胃酸破坏，经胃达回肠，虫体脱囊逸出，分裂形成小滋养体，寄居于回盲部、结肠等部位。滋养体释放溶酶体酶、透明质酸酶、蛋白水解酶等并依靠其伪足的机械活动，侵入肠黏膜，破坏组织形成小脓肿及溃疡，呈现痢疾样症状。在慢性病变中，黏膜上皮增生，溃疡底部形成肉芽组织，溃疡周围见纤维组织增生肥大，形成肠阿米巴病。病变主要在结肠，依次为盲肠、升结肠、直肠、乙状结肠、阑尾和回肠末端。

在肠道阿米巴感染时，肠壁组织中的溶组织阿米巴滋养体可侵入溃疡底部的小血管，经门静脉系统到达肝脏，也可经淋巴管或直接侵入肝脏。大多数滋养体被消灭，仅少数可存活并在肝内繁殖，引起小静脉炎和周围静脉炎。

【护理评估】

（一）流行病学资料

1. 传染源　慢性患者、恢复期患者及健康的"排包囊者"为本病的传染源。急性患者，当其粪便中仅排出滋养体时，不是传染源。

2. 传播途径　主要经粪 – 口途径传播。包囊通过污染的水源、蔬菜、瓜果等进行消化道传播，亦可通过污染的手、生活用品等间接传播，苍蝇、蟑螂等可携带包囊，可成为传播媒介。

3. 人群易感性　人群普遍易感，感染后不产生保护性抗体，故重复感染的机会较多。

4. 流行特征　阿米巴病遍及全球，热带、亚热带、温带地区发病较多，以秋季为多，夏季次之。发病率农村高于城市，男性多于女性，成年人多于儿童，幼儿患者很少，可能与吞食含包囊食物机会的多少有关。大多为散发，偶因水源污染等因素而暴发流行。

（二）身体状况

潜伏期一般为3周，亦可短至数天或长达数年。

1. 肠阿米巴病分型及临床特点

（1）无症状型（包囊携带者）　占90%以上，临床常不出现症状，多在粪检时发现阿米巴包囊而确诊。

（2）急性型

1）轻型　症状轻微，每日排稀糊或稀水便3～5次，或腹泻与便秘交替出现，或无腹泻，仅感下腹不适或隐痛，粪便偶见黏液或少量血液，可查及包囊和滋养体。无并发症，预后佳。

2）普通型　起病缓慢，全身中毒症状轻，常无发热，腹痛轻微，腹泻为主要症状，大便次数逐渐增多，每日3～10余次不等，伴里急后重，便量中等，呈暗红色果酱样黏液血便，腐败腥臭味，重者为血便，或白色黏液上带有少许鲜红血液。粪便含肠阿米巴滋养体与大量红细胞，为其特征之一，右下腹有轻压痛。以上症状可自行缓解，亦可因治疗不彻底而复发或转为慢性。

3）暴发型（重型）　极少见，主要见于病原感染严重，或并发肠道细菌感染以及体质虚弱者。起病急骤，中毒症状明显，畏寒、高热、谵妄、中毒性肠麻痹等。剧烈腹痛与里急后重，腹泻频繁，每日数十次，甚至失禁，粪便呈血水、洗肉水或稀水样，似急性菌痢，但粪便奇臭，含大量活动阿米巴滋养体。腹部压痛明显。常因脱水致循环障碍或伴意识障碍，可出现肠出血、肠穿孔、腹膜炎等并发症。预后差，抢救不及时，患者可于1～2周内因并发症或毒血症死亡。

（3）慢性型　常因受凉、劳累、饮食不当等诱发，腹痛、腹泻与便秘交替出现。伴食欲不振、乏力、贫血及营养不良，易并发阑尾炎及肝脓肿。右下腹可触及增厚的结肠，轻度压痛。大便呈黄色糊状，带少量黏液及血，腐臭，可检出滋养体和包囊。

2. 肝阿米巴病临床特点

（1）发热　缓慢发热，体温逐渐升高，多呈弛张热。常在下午发热，夜间盗汗。伴食欲减退、腹泻、腹胀、恶心、呕吐等症状。

（2）肝区疼痛　右上腹疼痛，呈持续性钝痛，夜间疼痛明显。

（3）肝大，压痛及叩痛。少数患者因脓肿压迫肝内胆管可致黄疸。

3. 并发症

（1）肠阿米巴病并发症　①肠内并发症：肠出血、肠穿孔、结肠肉芽肿及肛周瘘管等，以肠穿孔最为严重。②肠外并发症：阿米巴肝脓肿最常见，其次发生在肺、脑和泌尿生殖系统等部位。

（2）肝阿米巴病并发症　主要是继发细菌感染和脓肿向周围组织破溃而致周围组织器官发生炎症，如肺炎、胸膜炎、脓胸、肺脓肿、心包炎、腹膜炎等。

（三）心理－社会状况

出现肠出血、肠穿孔、弥漫性腹膜炎等并发症或复发时，患者会现出现焦虑、紧张甚至恐惧等心理。

（四）辅助检查

1. 血常规　白细胞总数和分类正常，继发感染时可升高。

2. 粪便检查　是确诊的主要方法。粪便含血及黏液，腥臭味浓。慢性患者新鲜标本直接涂片找到包囊、急性患者有活力的滋养体可以确诊。

3. 血清学检查

1）检测特异性抗体　应用 ELISA、间接血凝试验、间接荧光抗体试验等方法对粪便进行滋养体抗原、抗体检测，如抗原阳性或 IgM 抗体阳性，即可诊断，IgG 抗体阴性可排除本病。

2）检测特异性抗原　单克隆抗体、多克隆抗体检测患者粪便溶组织内阿米巴滋养体抗原灵敏度高、特异性强，检测阳性可作明确诊断的依据。

4. 分子生物学检查　利用 DNA 探针杂交技术、PCR 可检测或鉴定患者粪便、脓液及血液中的溶组织内阿米巴滋养体 DNA，是特异和灵敏的诊断方法。

5. 结肠镜检查　结肠镜检可见结肠散在多个大小不等的溃疡。通过肠镜做活检或刮拭物涂片，滋养体阳性率可达 85%。

6. 影像学检查　B 超、CT 及 MRI 检查可确定阿米巴肝脓肿的部位、大小、数目，有助于穿刺、手术引流定位、与肝癌的鉴别等；脓肿穿刺如能抽出棕褐色脓液，可确诊。

知识链接

采集粪便标本时需要注意以下几点：

①采集有黏液脓血部分送检。②标本不要混入尿液及消毒液，留取后要注意保温，及时送检。③若患者服过油类、钡剂及铋剂等，应在停药 3 天后再留取标本。④如遇有镜检阴性，则需反复多次检查。

（五）治疗要点

治疗原则为抗阿米巴治疗，控制继发感染，防治并发症。①病原治疗：抗阿米巴治疗首选硝基咪唑类如甲硝唑、替硝唑、奥硝唑、塞克硝唑等，对阿米巴滋养体有强大杀灭作用。二氯尼特（又名糠酯酰胺），是目前最有效的杀包囊药物。②对症治疗：应用颠茄、阿托品解痉剂，合并细菌感染时，加用抗生素。③处理并发症：肝阿米巴病在应用抗阿米巴病药物治疗的同时，对 3～5cm 肝脓肿，应做穿刺引流。对内科治疗无效或已穿破的阿米巴肝脓肿行手术治疗。

【护理问题】

1. 腹泻　与肠道感染有关。

2. 营养失调：低于机体需要量　与进食减少、肠吸收功能下降、消耗增多有关。

3. 急性疼痛：腹痛、肝区痛　与肠道阿米巴感染，肝脏坏死、液化、脓肿形成有关。

4. 潜在并发症　阿米巴肝脓肿、肠出血、肠穿孔。

【护理措施】

（一）一般护理

1. 隔离与消毒　按消化道隔离，至症状消失后连续 3 次粪检阴性方可解除隔离。患者的粪便及被粪便污染的物品要进行消毒或无害化处理。

2. 休息与饮食　急性期卧床休息，病情好转后再下床活动。症状明显者给予低脂易消化的流质、半流质饮食，病情好转后给予较高蛋白的普食，避免暴饮暴食及进食过于粗糙的食物，以免诱发肠出血或穿孔。

（二）病情观察

观察患者营养状况和生命体征，尤其是体温变化。肠阿米巴患者注意观察大便次数、量、性状的变化，有无脱水和休克征兆；有无肠出血和突发腹痛、腹肌紧张、压痛等肠穿孔表现。肝阿米巴患者观察肝区压痛、叩击痛和肝肿大的变化，有无咳嗽、气急、局部软组织水肿、腹膜刺激征等脓肿向周围组织穿破的征兆。一旦发现，及时报告医师，并积极配合处理。

（三）对症护理

1. 腹泻 腹泻严重时遵医嘱补液，纠正水、电解质紊乱，频繁腹泻伴明显腹痛时，行腹部热敷或遵医嘱给予阿托品或山莨菪碱等抗胆碱药。

2. 肝区痛 取左侧卧位或其他较为舒适的卧位避免肝脏受压，减轻肝区疼痛。必要时遵医嘱给予镇静剂和止痛剂。

（四）用药护理

抗阿米巴药物不良反应主要为腹痛、腹泻、恶心、口中金属味、碘过敏反应、皮疹、致畸、共济失调等。嘱患者饭后服药以减轻不良反应，服药期间应禁酒。妊娠3个月以内、哺乳期妇女以及有血液病史和神经系统疾病者禁用此药。

（五）肝穿抽脓的护理

1. 术前向患者及家属解释肝穿抽脓的目的、方法及注意事项，减轻患者紧张心理，取得患者配合，并做好术前准备。

2. 术中配合医生，注意观察患者的生命征及反应。

3. 观察并记录脓液的性质、量、颜色，并按医嘱及时将标本送检。

4. 术后嘱患者禁食2小时，卧床休息6～8小时，密切观察生命征有无变化、穿刺点有无出血等，如发现异常，及时报告医生并配合医生做好相关处理。

（六）心理护理

主动、耐心向患者介绍疾病的有关知识，说明疾病的可治性，鼓励患者积极配合治疗，经常参加有意义的集体活动，消除紧张、焦虑和恐惧的心理。

【健康指导】

1. 疾病知识指导 宣传阿米巴病的相关知识，使患者及其家属了解该疾病的流行病学资料、临床经过、常见并发症、常用治疗药物及其不良反应、留取粪便标本注意事项等；告知患者严格执行消化道隔离制度，治疗期间应加强营养，防止暴饮暴食，禁止饮酒，避免受凉、劳累过度，以防复发或发生阿米巴肝脓肿等；出院3个月内应每月复查粪便1次，以判断有无复发，连续留检3次，以决定是否需要重复治疗。

2. 疾病预防指导 养成良好卫生习惯，饭前便后要洗手，不吃未洗净或未煮熟的蔬菜；搞好环境卫生，消灭苍蝇和蟑螂，防止病从口入；保护水源，加强粪便管理，避免食入污染的食物和水；对从事餐馆业工作的人员定期体检，发现慢性患者和排包囊者应予治疗，确诊痊愈后方能恢复饮食业工作。

目标检测

一、选择题

A1/A2 型题

1. 肠阿米巴病主要传播途径是

    A. 接触传播　　　　　　　　　　B. 粪－口传播

    C. 虫媒传播　　　　　　　　　　D. 呼吸道传播

    E. 血液、体液传播

2. 典型肠阿米巴病患者粪便性状是

    A. 黄色蛋花汤样　　　　　　　　B. 柏油样

    C. 白陶土样　　　　　　　　　　D. 暗红色果酱样

    E. 墨绿色海水样

3. 男，33 岁，腹痛、腹泻半个月，大便 3~8 次/天，量多，暗红色，有腥臭，肉眼可见血液及黏液，无发热，右下腹隐痛。大便镜检：WBC（+）/HP，RBC（+++）/HP，最可能的诊断是

    A. 急性细菌性痢疾

    B. 血吸虫病

    C. 弯曲菌肠炎

    D. 阿米巴痢疾

    E. 慢性非特异性溃疡性结肠炎

4. 男，35 岁，发热 32 天，体温 37~38℃，伴右上腹疼痛，盗汗，消瘦明显。查体：右下肺呼吸音减弱，局部皮肤水肿，肝肋下 3cm，有压痛及叩痛。血常规：Hb 100g/L，WBC 12×10⁹/L，N 0.80，L 0.20。2 年前有慢性腹泻史。最可能的诊断是

    A. 阿米巴肝脓肿　　　　　　　　B. 细菌性肝脓肿

    C. 肺脓肿　　　　　　　　　　　D. 肝癌

    E. 肺结核

A3/A4 型题

（5~6 题共用题干）

男，38 岁。15 天前无明显诱因下出现右下腹隐痛，并有腹泻，大便每天 7~8 次，量不多，呈暗红色果酱样，奇臭。自服"诺氟沙星"治疗，效果不佳。3 天前出现发热，体温约 39℃，继而出现右上腹胀痛。查体：T 39.2℃，P 88 次/分，R 20 次/分，BP 110/78mmHg。腹平软，肝右肋下 3cm，质中等，有明显触痛，肝区叩击痛（+）。肠鸣音 8 次/分。粪便检查：大量红细胞及白细胞，可见阿米巴滋养体及包囊。

5. 患者 15 天前可能发生了什么

    A. 细菌性痢疾　　　　　　　　　B. 阑尾炎

    C. 消化不良　　　　　　　　　　D. 伤寒

    E. 肠阿米巴病

6. 患者 3 天来可能发生了什么

A. 乙型肝炎　　　　　　　　　B. 肝硬化

C. 肝阿米巴病　　　　　　　　D. 伤寒

E. 肠阿米巴病

（邹　寒）

第十九章

血吸虫病患者的护理

学习目标

知识要点

1. 了解血吸虫病的病原学与发病机制。

2. 熟悉血吸虫病的护理问题。

3. 掌握血吸虫病的护理评估、护理措施和健康指导。

技能要点

1. 说出血吸虫生活史的主要特点，理解血吸虫病的发病原理。

2. 能对血吸虫病患者进行完整的护理评估。

3. 能对血吸虫病患者实施正确的护理措施。

4. 能对血吸虫病患者、家属及广大群众进行健康指导。

案例

男，35岁，持续发热20天，体温37.5~40℃，伴有腹痛、腹泻，大便每日5~7次，有血吸虫疫水接触史。体格检查：T 38.9℃，肝右肋下2cm，脾左肋下3cm，质地中等。血常规：WBC 15×10^9/L，N 0.60，L 0.40，E 0.10。嗜酸性粒细胞绝对计数 0.03×10^9/L，Hb 145g/L。

问题：

1. 患者最可能的诊断是？

2. 接诊时你如何护理？

3. 如何对该患者及广大人群进行健康指导？

血吸虫病（schistosomiasis）是由血吸虫寄生于人体门静脉系统所引起的疾病。由皮肤接触含尾蚴的疫水而感染，主要病变为虫卵沉积于肠道和肝脏等组织而引起的肉芽肿。急性期表现为发热、肝大与压痛、腹痛、腹泻或脓血便等，血中嗜酸性粒细胞显著增多。慢性期以肝脾肿大或慢性腹泻为主。晚期以门静脉周围纤维化病变为主，可发展为肝硬化、巨脾和腹腔积液。

（一）病原学

寄生于人体的血吸虫主要有日本血吸虫、曼氏血吸虫、埃及血吸虫、间插血吸虫、湄公血吸虫5种。在我国流行的为日本血吸虫。故本节主要阐述日本血吸虫病。

日本血吸虫成虫雌雄异体,寄生在人或其他哺乳动物的门静脉系统(主要是肠系膜下静脉)。成虫在血管内交配产卵,一条雌虫每日可产卵1000个。大部分虫卵滞留在肝或肠壁内,部分虫卵穿破肠壁而进入肠腔,随粪便排出体外。从粪便排出的虫卵进入水后,在适宜的温度下孵出毛蚴,毛蚴入侵中间宿主钉螺,经过母胞蚴和子胞蚴二代发育繁殖,形成有感染性的尾蚴。尾蚴不断从螺体逸出,随水流漂浮游动。当人、畜接触疫水时,尾蚴迅速从皮肤或黏膜侵入,脱尾后成童虫移行至肺部,经血流至肝脏,1个月左右发育为成虫(急性期)(图19–1)。成虫又逆血流移行至门静脉或肠系膜下静脉产卵(慢性期),部分虫卵流至肝脏等处形成肉芽肿,造成脏器损害(晚期)。

日本血吸虫生活史中,人是终末宿主,钉螺是日本血吸虫必需的唯一的中间宿主。除人外,牛、猪、狗、猫等40多种不同动物均可作为它的保虫宿主。

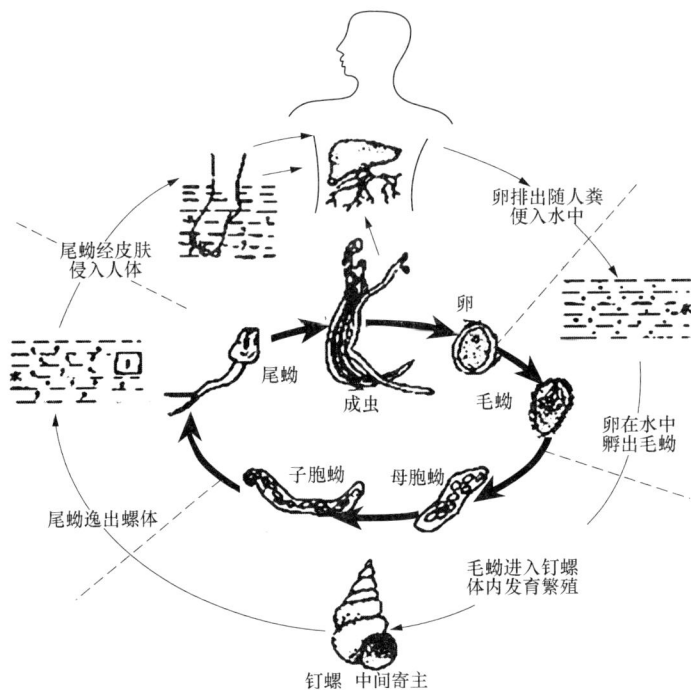

图19–1 血吸虫生活史

(二)发病机制与病理

血吸虫发育过程中的尾蚴、童虫、成虫、虫卵均可引起宿主的一系列免疫反应,但以虫卵引起的病变最为重要。①尾蚴:尾蚴侵入人体皮肤,可引起变态反应,导致毛细血管扩张、充血,中性粒细胞和单核细胞浸润、局部发生红色丘疹,即尾蚴性皮炎,持续1~3天消退。②童虫:童虫随血流移行至肺,可穿过肺部毛细血管引起点状出血和白细胞浸润,出现发热、咳嗽、荨麻疹等表现,严重时可发生出血性肺炎。③成虫:成虫及其代谢产物仅产生局部轻微静脉内膜炎、轻度贫血及血中嗜酸性粒细胞增多等,症状较轻微,一般不造成严重病理损害。④虫卵:血吸虫的病变主要由虫卵引起。含毛蚴的虫卵释放可溶性虫卵抗原,使T淋巴细胞致敏,释放各种抗体,在虫卵周围聚集大量的巨噬细胞、单核细胞和嗜酸性粒细胞,诱发肉芽肿的形成。

虫卵引起的肉芽肿反应是本病的基本病理改变。虫卵沉积于肠壁黏膜下层,沿门静脉血流至肝内分支，故病变以结肠与肝脏最显著。①结肠：病变以直肠、乙状结肠、降结肠最重，横结肠、阑尾次之。早期表现为黏膜充血水肿、片状出血，黏膜出现浅表溃疡等。慢性期由于纤维组织增生，肠壁增厚变硬，可出现肠息肉和结肠狭窄。肠系膜增厚和缩短，淋巴结与网膜结成团，可发生肠梗阻。虫卵沉积于阑尾，易引起阑尾炎。②肝脏：虫卵肉芽肿形成，早期可引起肝脏充血，肿胀，表面可见黄褐色粟米状虫卵结节。晚期虫卵结节形成纤维组织，使肝脏变硬、缩小，形成血吸虫性肝硬化。

【护理评估】

（一）流行病学

1. 传染源 血吸虫是人畜共患病，传染源主要是受感染的人及动物如牛、羊、猪、马等。传染源视流行地区而异，在水网地区患者是主要传染源；在湖沼地区除患者外，感染的牛和猪也是重要的传染源；而山丘地区野生动物也是传染源。在流行病学上患者和病牛是重要的传染源。

2. 传播途径 主要通过皮肤或黏膜与含有尾蚴的疫水接触。传播必须具备以下三个条件：带虫卵的粪便入水；钉螺的存在、滋生；人、畜接触疫水。

> **考点提示**
>
> 血吸虫病主要的传染源和传播途径

3. 易感人群 人群普遍易感，但以男性青壮年农民和渔民感染率最高。感染后具有部分免疫力。

4. 流行特征 血吸虫病具有明显的地域性，与钉螺的地理分布相一致，主要为长江流域及以南部分省、市、自治区，其中以湖沼区最为严重。感染季节多为夏秋季。

知识链接

血吸虫的地理分布

我国主要分布于江苏、浙江、安徽、江西、湖北、湖南、广东、福建、四川、云南及上海等省、市。根据地形、地貌、钉螺生态及流行特点，我国血吸虫病流行区可分为湖沼、水网和山丘三种类型。疫情以湖沼区最为严重，如湖北、湖南等，钉螺成片分布，有螺面积最广，呈片状分布；水网地区主要是江苏、浙江两省，钉螺随河沟呈网状分布；山丘型地区，钉螺面积沿水系分布，患者少而分散，呈点状分布。

（二）身体状况

潜伏期一般为 23～73 天，平均 40 天。由于患者感染的程度、时间、免疫状态、治疗是否及时等不同，临床表现各异。我国现将血吸虫病分为以下四型。

1. 急性血吸虫病 多见于初次重度感染者，常有明显疫水接触史。接触疫水后数小时至 2 天，尾蚴侵入部位出现粟粒大的红色丘疹、疱疹，奇痒，2～3 天自行消退。

（1）发热 患者均有发热。热度高低及期限与感染呈正比，热型多呈间歇热、弛张热。

（2）过敏反应 以荨麻疹最常见，持续数天至 1～2 周。可出现血管神经性水肿、出血性紫癜、淋巴结肿大、

> **考点提示**
>
> 急性血吸虫病的临床表现

哮喘等。

（3）消化系统症状　患者常有食欲减退、轻微腹痛、腹泻等。腹泻一般每天3～5次，初为稀水便，继则出现黏液、脓血。危重者可出现高度腹胀、腹腔积液、腹膜刺激征。此时粪便中可查到虫卵。

（4）肝脾肿大　90%以上患者肝脏进行性肿大，以左肝增大显著。半数患者有轻度脾肿大。

急性血吸虫病病程一般不超过6个月，经杀虫治疗后，患者一般迅速痊愈。如不治疗，易发展为慢性甚至晚期血吸虫病。

2. 慢性血吸虫病　在流行区绝大多数为此型。在急性症状消退而未经治疗或反复轻度感染而获得部分免疫力者，病程超过半年以上，称为慢性血吸虫病。病程可长达10～20年甚至更长。临床表现以隐匿型间质性肝炎或慢性血吸虫性结肠炎为主。轻度感染者大多无症状，仅在粪便检查时发现虫卵，或体检时发现肝大。少数患者出现慢性腹泻、腹痛、消瘦、贫血等，每日稀便2～3次，或有黏液脓血便，伴里急后重，主要体征有肝左叶肿大，质地变硬、脾脏逐渐增大。

3. 晚期血吸虫病　是慢性血吸虫病的继续和发展。根据临床表现，可分为以下4型。各种类型可单独或同时存在。

（1）巨脾型　最常见，约70%有此型。血吸虫肝硬化发展至后期，脾脏显著增大，可达盆腔，表面光滑，质硬，可伴有脾功能亢进。

（2）腹腔积液型　是严重肝硬化的重要标志，约占25%。门静脉栓塞，侧支循环障碍，门静脉高压形成，腹腔积液呈进行性加重，腹部膨隆，腹壁静脉曲张，可出现贫血、消瘦、下肢水肿等表现。

（3）结肠肉芽肿　以结肠病变为突出表现。患者出现腹痛、腹泻、便秘或腹泻与便秘交替出现，可伴有水样便、血便、黏液脓血便，有时出现腹胀、肠梗阻。左下腹可触及肿块，有压痛。较易癌变。

（4）侏儒型　极少见。因幼年慢性反复感染引起体内各种分泌腺产生不同程度的萎缩，其中以腺垂体和性腺功能不全最常见。患者除有慢性或晚期血吸虫病的表现外，还易出现身材矮小、面容衰老，生长发育明显低于同龄人，但智力多正常，俗称"小老人"。

4. 异位血吸虫病　血吸虫虫卵沉积于门静脉以外的器官或组织，引起损害，常见于肺或脑的血吸虫病。肺部出现肺间质病变，脑部出现脑膜脑炎或癫痫等症状。

5. 并发症　晚期患者容易出现上消化道出血、肝性脑病、感染、肠道并发症如肠梗阻等。

（三）心理-社会状况

急性期患者担心疾病预后，表现出焦虑情绪。当病情反复迁延不愈，患者容易出现悲观、抑郁等情绪。病情严重患者可出现恐惧和绝望心理。

（四）实验室和其他检查

1. 血常规　急性期以白细胞计数和嗜酸性粒细胞增多为主。白细胞计数在10×10^9/L以上，嗜酸性粒细胞一般占20%～40%，最多者高达90%以上。慢性期嗜酸性粒细胞也增高，晚期可因脾功能亢进出现红细胞、白细胞及血小板减少。

> **考点提示**
>
> 血吸虫病以嗜酸性粒细胞显著增多为主要特点

2. 肝功能检查 急性期血清中球蛋白增高，血清 ALT、AST 轻度增高。晚期患者血清白蛋白减少，球蛋白增高，A/G 比例倒置。

3. 粪便检查 粪便中检测出虫卵和孵出毛蚴是确诊血吸虫的直接依据。一般急性期检出率较高，慢性和晚期患者的阳性率低。

📖 考点提示

血吸虫病的确诊依据

4. 免疫学检查 包括皮内试验（IDT）、环卵沉淀试验（COPD）、间接血凝试验（IHA）、酶联免疫吸附试验（ELISA）及循环抗原酶免疫法（EIA）。敏感性和特异性均较高。

5. 直肠黏膜活组织检查 直肠黏膜活组织检查是血吸虫病原诊断方法之一。在直肠或乙状结肠镜下，自病变处取米粒大小黏膜，检查有无虫卵。以距肛门 8～10cm 背侧黏膜处取材阳性率最高。

6. 影像学检查 腹部 B 超可见肝、脾肿大，门脉血管增粗呈网织改变。腹部 CT 扫描可见肝包膜与肝内门静脉有钙化现象。

（五）治疗要点

1. 病原治疗 首选药物为吡喹酮。吡喹酮具有疗效好、毒性低、疗程短、给药方便、适应证广等特点，可应用于各期各型血吸虫病患者，是目前用于治疗血吸虫病最有效的药物。急性血吸虫病患者，吡喹酮治疗后，6～12 个月粪便检查阴转率为 90% 左右，慢性与晚期患者为 91%～100%。

📖 考点提示

治疗血吸虫病的首选药物

⚙️ **知识链接**

吡喹酮的作用原理

吡喹酮对血吸虫各个发育阶段均有不同程度的杀虫效果，特别是杀成虫作用大。它对成虫虫体有兴奋、挛缩作用，主要是有赖于钙离子的参与，同时使虫体皮层呈空泡样，影响虫体蛋白和糖代谢，以达到杀灭成虫的作用。对发育成熟的虫卵同样有效，含毛蚴的虫卵治疗后呈空泡样变性。对水中尾蚴有强杀伤力，作用相当于成虫的数百倍。

吡喹酮口服后吸收迅速，1～2 小时达到血药高峰。主要分布在肝，其次是肾、肺、脑等。80% 药物于 4 天内以代谢产物形式由肾排出，90% 可在 24 小时内排出。

✏️ **直通护考**

治疗血吸虫病的首选药物是：

A. 甲硝唑　　　　B. 氯霉素　　　　C. 氯喹

D. 青霉素　　　　E. 吡喹酮

解析：治疗血吸虫病的首选药物是吡喹酮。选 E。

2. 对症治疗 急性期如有发热，应卧床休息，并补充营养和支持治疗。病情严重者可用肾上腺皮质激素治疗。慢性期以病原治疗为主，有贫血及营养不良者，予以支持治疗。

晚期患者按照肝硬化治疗。

【护理问题】

1. 体温过高 与血吸虫急性感染后虫卵和毒素的作用有关。

2. 腹泻 与血吸虫虫卵沉积于结肠，导致结肠黏膜充血、水肿、溃疡有关。

3. 营养失调：低于机体需要量 与发热、腹泻、食欲下降及肝功能损害导致营养代谢障碍有关。

4. 潜在并发症 上消化道出血，肝性脑病。

5. 知识缺乏 缺乏血吸虫病的防治知识。

【护理措施】

（一）一般护理

1. 隔离 因血吸虫病患者不直接传染给他人，所以不需要隔离，但粪便含有血吸虫虫卵，应进行消毒后排放。

2. 休息与活动 急性期患者应卧床休息，保持舒适体位；慢性期患者适当活动，避免劳累；晚期肝硬化伴有腹腔积液者应卧床休息，采取半卧位，合并上消化道大出血者应绝对卧床休息，头偏向一侧，防止窒息。

3. 饮食护理 急性期给予患者高热量、高蛋白、高维生素易消化的清淡饮食。高热、中毒症状明显者补充足够的水分，维持水、电解质平衡。慢性期患者可提供营养丰富、易消化的清淡饮食，少量多餐，避免进食煎炸、油腻、粗硬或产气食物。晚期若有消瘦、贫血、肝硬化失代偿期的患者，给予低盐、高蛋白饮食。

（二）病情观察

急性期患者应观察体温的变化，腹泻的频率、大便的性状和量，皮疹的大小、形态、部位，肝脾有无肿大。慢性及晚期患者观察腹腔积液的程度、肝脾的大小、肝功能的变化，注意有无呕血、黑便、意识障碍等上消化道出血、肝性脑病的表现。

（三）对症护理

1. 发热的护理 嘱患者卧床休息，监测体温，高热者用冰袋冷敷、温水或酒精擦浴等物理方法降温，有全身荨麻疹的患者忌温水和酒精擦浴，必要时遵医嘱应用药物降温。勤换衣被、保持皮肤清洁、床铺干燥。

2. 腹泻的护理 腹泻频繁者卧床休息，给以少渣、高蛋白、高热量饮食，禁食生冷及刺激性食物。观察患者有无脱水，保持水电解质、酸碱平衡。便后用温水清洗肛周皮肤，保持肛周皮肤干燥、清洁。

（四）用药护理

应用吡喹酮抗病原治疗时，指导患者按时、按量坚持服药，并观察服药后的反应。若出现轻微的头晕、头痛、乏力、恶心、腹痛，多数在数小时内自行消失，一般无须处理，但应立即停止进行机械性操作、驾车等工作。哺乳期妇女于服用期间及停药后72小时内不得哺乳。若出现心律失常，应立即停药，报告医生及时处理。

（五）心理护理

主动与患者进行交流，向患者及家属介绍疾病的相关知识，教会家属必要的护理措施，消除他们对传染病的恐惧，缓解患者的恐惧及孤独感，帮助患者树立战胜疾病的信心。

扫码"看一看"

【健康指导】

1. 疾病知识指导　讲解血吸虫病的相关知识，如血吸虫的流行病学特点、临床表现，治疗和护理措施等，争取彻底治愈。慢性患者应注意规律生活，保证充足的营养和充分的睡眠，防止并发症发生。注意休息，不吃油腻、刺激性和对肝脏有损害的食物。遵医嘱用药，限制烟酒，避免使用损害肝脏的药物。注意自我检测病情，定期门诊随访。

2. 疾病预防指导　宣传血吸虫病的防治知识，应避免接触疫水，接触疫水时应做好个人防护，如涂抹防护剂、穿防护衣裤、戴手套等。做好粪便无害化处理，防止人粪和畜粪污染水源，提倡用自来水和井水。消灭钉螺，治疗患病的人和家畜。重点人群每年吡喹酮40mg/kg 顿服一次。耕牛每年春秋各治一次，吡喹酮30mg/kg，一次灌服。

目标检测

一、选择题

A1／A2 型题

1. 血吸虫的中间宿主是
   A. 人　　　　　　　　　　　　B. 虾
   C. 蟹　　　　　　　　　　　　D. 水蛭
   E. 钉螺

3. 日本血吸虫主要寄生于人体的
   A. 十二指肠　　　　　　　　　B. 门静脉系统
   C. 肝静脉系统　　　　　　　　D. 肠系膜下动脉
   E. 上腔静脉系统

3. 当人接触血吸虫疫水后，能侵入人体内的是
   A. 毛蚴　　　　　　　　　　　B. 母胞蚴
   C. 尾蚴　　　　　　　　　　　D. 童虫
   E. 子胞蚴

4. 日本血吸虫病理改变最显著的部位是
   A. 肝脏　　　　　　　　　　　B. 肺
   C. 结肠　　　　　　　　　　　D. 脑
   E. 肝脏和结肠

5. 张某，男，35 岁，入院诊断为血吸虫病。患者发热 2 周后体温开始下降，症状逐渐减轻，食欲好转。为缓解便秘、促进排便，患者开始下床活动，在一次排便中，出现大量黑便、头晕、面色苍白、血压下降等表现，提示患者可能出现了
   A. 中毒性肝炎　　　　　　　　B. 肠出血
   C. 肠穿孔　　　　　　　　　　D. 上消化道出血
   E. 贫血

扫码"练一练"

（李冬秀）

第二十章

医院感染患者的护理

学习目标

知识要点

1. 了解医院感染的病原学与发病机制。

2. 熟悉医院感染的护理问题。

3. 掌握医院感染的护理评估、护理措施和健康指导。

技能要点

1. 说出医院感染病原微生物的主要特点，理解医院感染的发病原理。

2. 能对医院感染患者进行完整的护理评估。

3. 能对医院感染患者实施正确的护理措施。

4. 能对医院感染患者、家属及广大群众进行健康指导。

案例

患者，女，48岁，因白血病住院治疗，住院1周后，出现肺炎，使用抗生素治疗，近日发现口腔黏膜破溃，创面附着白色膜状物，用棉签拭去附着物，可见创面轻微出血，口角有疱疹。

问题：

1. 该患者可能发生了什么？

2. 列出具体的护理措施。

3. 如何对患者进行健康指导？

医院感染（hospital acquired infection）又称医院内感染、院内感染或医院获得性感染，是指住院患者在医院内获得的感染，包括在住院期间发生的感染和在医院内获得但在出院后发病的感染以及医院工作人员在医院内获得的感染，不包括入院前已开始或入院时已存在的感染。

医院感染分为外源性感染和内源性感染。外源性感染亦称获得性感染或交叉感染，是指携带病原微生物的医院内患者、工作人员或探视者，以及医院环境中病原微生物所引起的医院感染；内源性感染又称自源性感染，是指患者自身皮肤或腔道等处定殖的条件致病菌，或从外界获得的定殖菌由于数量或定殖部位的改变而引起的感染。

病原学

细菌、病毒、真菌、立克次体和原虫等均可引起医院感染，可以是一种，也可以是多种病原体的混合感染。医院感染的病原体有以下特点：①以条件致病菌或机会病原体为主，条件致病菌是在有诱发因素的患者中引起医院感染，机会病原体仅仅在患者抗感染抵抗力显著降低时引起临床疾病；②多为耐药菌，甚至多重耐药菌；③常见铜绿假单胞菌和沙雷菌；④除细菌外，真菌是医院感染病原体的一个重要组成部分，深部真菌病几乎都是医院感染；⑤医院感染病原体的变迁受抗生素普及和应用所影响。

1. 细菌　是引起医院感染的主要病原体，约90%以上的医院感染为细菌所致。以革兰阴性杆菌多见，尤其是肠杆菌科细菌，如大肠埃希菌、肺炎克雷伯杆菌、肠杆菌和沙雷菌等。近年来，假单胞菌属和其他单胞菌、不动杆菌属、产碱杆菌及黄杆菌属、革兰阳性菌中表皮葡萄球菌等条件致病菌增多，化脓球菌逐渐减少。类杆菌属是医院厌氧菌感染中最常见的病原菌，可引起胃肠道和妇科手术后的腹腔和盆腔感染、败血症和心内膜炎。梭杆菌属等可引起口腔和呼吸系统的感染。嗜肺军团菌和其他军团菌属是医院内获得性肺炎的主要病原体之一。难辨梭菌是抗生素相关性腹泻的主要病原菌。结核分枝杆菌感染常常发生于免疫功能低下的人群。有报道，已发现携带 NDM－1 基因的"超级细菌"具有更强的耐药性，能抵御除替加环素和多黏菌素之外的其他所有抗生素的药效，而其中一些细菌甚至对现在所有抗生素都有耐药性。

2. 真菌　最常见的是念珠菌属，其中白念珠菌约占80%，成为医院内肺部感染和消化道感染的常见病原体，还可在静脉留置导管引起的败血症和免疫功能缺陷患者中造成严重感染。其他有曲霉菌、毛霉菌和新型隐球菌等。医院内真菌感染几乎都是条件致病菌和机会病原体。

3. 病毒　常见的有疱疹病毒、合胞病毒、肠道病毒和肝炎病毒。其中，合胞病毒常引起呼吸道感染；轮状病毒和诺瓦克病毒等常引起老年和婴幼儿患者腹泻；乙型和丙型肝炎病毒感染主要与输血及输注其他血制品、血液透析相关；巨细胞病毒感染多见于移植及使用免疫抑制剂的患者中。

> **考点提示**
>
> 医院感染与各种侵袭性诊疗措施及抗菌药物使用不当有关

医院感染的发病与各种原因造成的宿主免疫功能减退、各种侵袭性诊疗措施及抗菌药物使用不当有关。

【护理评估】

（一）流行病学资料

1. 感染源　即医院环境中的任何物体，包括体表或体内携带病原微生物的患者、携带者或医院工作人员，也包括病原微生物自然生存和孳生的场所或环境。

2. 传播途径　①接触传播：是最主要的传播途径，指病原微生物从患者或带菌者直接传给接触者，如直接接触到感染者病灶的体液或性病患者的分泌物而受感染等。污染的手是接触传播的主要媒介，不仅可引起直接传播，还可造成间接接触传播。②血液传播：主要见于乙型肝炎病毒、丙型肝炎病毒和人类免疫缺陷病毒传播。③共同媒介物传播：主要见于药品、医疗器械和插管、导管、内镜、人工呼吸等侵袭性诊疗设备受病原微生物污染所致。④呼吸道传播：以空气中带有病原微生物的气溶胶微粒和尘埃为媒介。空调传播是空气传播的特殊形式，主要与军团病有关。雾化吸入和吸氧装置也可传播病原菌。⑤消化道传播：主要见于因饮水、食物被污染而引起医院内肠道感染。

3. 易感人群　住院患者对条件致病菌和机会病原体的易感性较高，尤其是下列患者更易发生医院感染：①患恶性肿瘤、糖尿病、肝病、肾病、结缔组织病、慢性阻塞性支气管肺疾患和血液病等严重影响了机体的细胞免疫或体液免疫功能的患者；②接受免疫抑制剂治疗、移植治疗、各种侵袭性操作、异物的植入、长期使用广谱抗生素或污染手术的患者；③新生儿、婴幼儿和老年人；④烧伤或创伤患者。

4. 流行特征　老年人、新生儿与婴幼儿、免疫功能低下的患者感染率高，可发生在任何季节，无明显性别差异，但某些感染部位如女性患者泌尿道感染率大于男性患者。

（二）身体状况

1. 潜伏期　对于有明确潜伏期的感染，自入院时起超过平均潜伏期后发生的感染为医院感染；无明确潜伏期的感染，将入院48小时后发生的感染定义为医院感染。

2. 常见的感染部位和感染特点

（1）肺部感染　简称医院肺炎（NP），是最常见的医院感染，病死率位于医院感染之首位。常发生于白血病、慢性阻塞性肺病、外科手术患者及肿瘤、长期卧床或行气管切开术、安置气管导管等重危患者中，ICU患者感染率更高。肺部感染的病原体种类较多，以革兰阴性杆菌居多，占60%以上，常见的有铜绿假单胞菌、不动杆菌属、克雷伯菌属和肠杆菌属等。革兰阳性球菌中以金葡菌为常见。其他尚有肺炎链球菌、嗜肺军团菌及真菌等。危重患者和免疫功能低下者可见真菌、疱疹病毒类、沙眼衣原体、巨细胞病毒和非典型分枝杆菌等。肺部感染的主要临床表现有发热、咳嗽、咳黏稠痰、呼吸增快，肺部有湿啰音，或伴发绀。确诊须经X线胸片检查与痰标本中检出相应的病原体。

（2）尿路感染　占医院感染第二位。常发生于尿路器械诊疗的患者。诱发因素有女性、老年、尿路梗阻、膀胱输尿管反流、膀胱残余尿和不规则抗菌药物治疗等。尿路感染的病原菌以大肠埃希菌为主，其次为肠球菌、变形杆菌、铜绿假单胞菌、肺炎链球菌、沙雷菌和念珠菌等。临床可分为有症状泌尿道感染、无症状菌尿症和其他尿路感染。①有症状泌尿道感染：有尿频、尿急、尿痛等尿道刺激症状，或有下腹触痛、肾区叩痛，伴或不伴发热，尿常规白细胞增多（男性≥5个/高倍视野，女性≥10个/高倍视野），尿细菌培养阳性。②无症状菌尿症：在近期（通常为1周）有内镜检查或留置导尿史，无症状，尿细菌培养阳性。③其他尿路感染（如肾、肾周围组织、输尿管、膀胱、尿道）。

（3）消化道感染　主要有抗菌药物相关性腹泻和胃肠炎。①抗菌药物相关性腹泻：又称伪膜性肠炎或假膜性肠炎。常发生于尿毒症、糖尿病、再生障碍性贫血、胃肠道手术后、肠梗阻和老年患者应用抗菌药物过程中。主要致病菌是难辨梭菌，其次是金黄色葡萄球菌。表现为腹泻水样便、血便、黏液脓血便等，或在大便中见到斑块条索状假膜，可伴有发热、腹痛或腹部压痛，外周血白细胞升高。②胃肠炎：主要为感染性胃肠炎，为常见的流行性医院感染。特点是入院48小时后腹泻，每日超过3次，连续2天以上。常见的病原体有沙门菌、产肠毒素大肠埃希菌、致病性大肠埃希菌、侵袭性大肠埃希菌以及念珠菌、其他有志贺菌属、空肠弯曲菌、轮状病毒等。临床表现因病原菌不同而异。产肠毒素大肠埃希菌

肠炎：腹泻呈水样或蛋花样大便，镜检无脓细胞与白细胞。念珠菌肠炎：多发生于有基础疾病患者在应用广谱抗菌药物后，每日腹泻数次，严重者可有黑便，大便涂片染色镜检可查见酵母样菌，用沙保培养基可有念珠菌生长。鼠伤寒沙门菌肠炎：主要发生于小儿，特别是婴幼儿，表现为急起发热、恶心和呕吐，腹泻每日可10余次，稀便或带黏液，可有脓血便，有腥臭味，大便培养可有鼠伤寒沙门菌生长。

（4）全身感染　发病率占医院感染的5%，其中原发性败血症（原发感染病灶不明显或由静脉输液、血管内检查及血液透析、静脉输入污染的药物或血液引起的败血症）约占半数，其他来源于原发局部炎症或感染病灶。常见病原菌是革兰阳性球菌、革兰阴性菌及少数真菌。革兰阳性球菌以凝固酶阴性葡萄球菌最常见，其次为金黄色葡萄球菌和粪肠球菌。革兰阴性杆菌败血症主要为大肠埃希菌、克雷伯菌属、肠杆菌属，少数为铜绿假单胞菌及沙雷菌属。真菌主要为念珠菌属。少数可为两种以上细菌混合感染。常见的表现为不规则寒战、高热，体温达39~40℃，弛张热型，中毒症状显著，血常规检查白细胞显著增高可达$15×10^9/L$以上，中性粒细胞占0.85~0.9，血培养有病原菌生长。免疫功能低下者，白细胞常不升高。确诊依靠血培养。

（5）其他　主要为各器官或组织手术后的感染，包括手术切口和手术部位的感染。器官移植相关的感染主要与免疫抑制有关。严重影响患者医疗安全、有措施可以控制的感染还有中心导管相关血流感染、呼吸机相关肺炎等。

知识链接

原位菌群失调

正常菌群生活在原来部位，亦无外来菌入侵，但发生了数量或种类结构上的变化，即出现了偏离正常生理组合的生态学现象，可对宿主产生某种不良影响。

（三）心理－社会状况

患者往往有基础疾病，易出现紧张、焦虑等心理。加之对疾病缺乏了解，易产生急躁等不良情绪。

（四）辅助检查

1. 血常规　化脓性细菌感染时白细胞、中性粒细胞增多，革兰阴性杆菌、某些病毒、原虫感染时白细胞、中性粒细胞减少。病毒、结核分枝杆菌、弓形虫等感染时淋巴细胞增多，感染性心内膜炎、活动性肺结核单核细胞明显增多。

2. 尿常规、大便常规　尿路感染时尿中白细胞增多，消化道感染时大便中白细胞增多。

3. 病原体检查　为确诊的主要依据，含细菌培养、血液特异性病原体抗原检测、组织或体液涂片找包涵体、病理活检等。

4. 其他　X线、B超、CT、MRI等可了解组织器官的病变情况。

（五）治疗要点

主要是合理应用抗菌药物。抗菌药物选用步骤：①首先根据临床诊断估计病原菌进行经验治疗，革兰

考点提示

不能滥用抗生素。

阳性球菌选用青霉素、苯唑西林、大环内酯类、庆大霉素、头孢哌酮和万古霉素等；革兰阴性杆菌选用氨苄西林、庆大霉素、氯霉素、哌拉西林、头孢唑啉、二、三代头孢菌素或氟喹诺酮类；铜绿假单胞菌选用阿米卡星、哌拉西林、氟喹诺酮类、头孢哌酮、头孢他啶或亚胺培南－西拉司丁（泰能）等；厌氧菌选用甲硝唑和替硝唑、青霉素、克林霉素和拉氧头孢等；深部真菌选用两性霉素 B、咪康唑、酮康唑、氟康唑、伊曲康唑或氟胞嘧啶等；念珠菌口腔炎选用1%甲紫，肠炎用制霉菌素等；颅内感染选用青霉素 G、氯霉素或三代头孢菌素。②根据培养出的病原菌与药敏试验结果调整用药，以后再根据疗效、不良反应酌情调整。应尽量减少联合用药，以免引起菌群失调。联合应用抗菌药物的指征为：a. 急性严重感染、病原菌未明确前，暂时应用；b. 严重混合感染一种抗菌药不能兼顾时，如同时有细菌和真菌感染，或两种细菌用一种抗菌药不能兼顾者。

选择抗菌药物时应考虑：a. 病原菌方面：病原菌的种类、特点、部位、药敏与动态变化等；b. 病情方面：感染部位，老年或小儿和基础疾病等；c. 抗菌药物方面：抗菌活性与其药代动力学特点，如吸收、分布与排泄特点，血药浓度高低，半衰期长短，血浆蛋白结合率高低，以及不良反应等。

对症治疗包括基础疾患的相应治疗；维持水、电解质的平衡和补充必要热量和营养；维护重要的生理功能，如呼吸与循环功能。有脓肿或炎性积液者，应及时争取有效的引流等。

【护理问题】

视感染部位不同而异。

1. 体温过高 与感染有关。

2. 气体交换受损 与肺部感染引起呼吸面积减少有关。

3. 清理呼吸道无效 与呼吸道分泌物过多，痰液黏稠有关。

4. 营养失调：低于机体需要量 与腹痛、腹泻有关。

5. 知识缺乏 缺乏有关疾病防治知识。

【护理措施】

（一）一般护理

1. 休息与隔离 病情重者应卧床休息，轻症或恢复期患者逐步增加活动量，取舒适体位。根据病原体传播途径进行隔离，以不同颜色的卡片分别表示 7 种不同的隔离技术，安置在护理办公室和患者床头：黄色——严格隔离，橙色——接触隔离，蓝色——呼吸隔离，灰色——抗酸杆菌（结核病）隔离，棕色——肠道隔离，绿色——引流/分泌物隔离，粉红色——血液、体液隔离；并对患者分泌物、排泄物进行消毒。

2. 饮食护理 给予易消化、清淡的高热量、高维生素、高蛋白饮食。保证液体摄入，鼓励患者多饮水，口服不足者可静脉补充。

（二）病情观察

密切观察体温、脉搏、呼吸、血压、意识状况；观察咳嗽、咳痰情况，小便颜色、量，大便性状、量；基础疾病病情变化等。

（三）对症护理

1. 高热 可用冰袋冷敷、温水或酒精擦浴等物理方法降温，必要时遵医嘱应用药物降温。

2. 痰多黏稠　多喝开水，补充足够的液体，遵医嘱应用祛痰药，指导患者有效咳嗽，协助患者排痰。

3. 腹泻　腹泻次数多者，注意保持肛周皮肤清洁。

（四）用药方法及护理

根据病情遵医嘱应用抗菌药物，注意观察药物疗效及不良反应。病情较重者静脉滴注，病情减轻后可改为肌肉注射或口服；重症患者静脉推注，病情好转后改为滴注；中度或轻度感染患者肌肉注射与口服；浅表或脓腔感染采用局部用药，剂量相应减小。老年人和有基础疾病的患者较易发生不良反应、过敏反应与毒性反应，联合用药易引起菌群失调。

（五）心理护理

关心、体贴、照顾患者，耐心解答患者及其家属提出的疑问，满足患者的合理需要，创造适宜的环境。加强护患沟通，以增加患者对治疗的信心，主动配合治疗，使疾病早日康复。

【健康指导】

1. 疾病相关知识指导　告知医院感染的消毒、隔离知识、预防措施。严格遵守病室的消毒管理制度，加强个人卫生，告知医院环境中的任何物品都可能成为医院感染的传染源，排泄物、分泌物要严格按要求放置、处理。多休息，加强营养，尤其强调合理应用抗菌药物，不能自行增减、停药或随意用药。

2. 疾病预防指导　主要针对医院管理及医院感染发生的各个环节。

（1）建立和健全有关的规章制度，认真执行并经常督促与定期检查。①搞好清洁卫生：包括医院的环境卫生和科室与病室的清洁卫生。②注意消毒：包括污物与污水的消毒，科室和病室的消毒，医院感染高发区的消毒，医护人员特别注意手的消毒。③加强隔离：病原性隔离，隔离传染病患者，以防其传播；对医院感染患者的分泌物、排泄物进行消毒；对其他易感患者进行保护性隔离，防止受感染。④处理好医院污物：医疗垃圾应按照有关规范处理和消毒、运输。⑤做好灭菌工作：中心供应室的消毒灭菌必须进行质量控制。⑥严格执行手术室和相关诊疗措施的无菌技术。

（2）讲解有关医院感染的防治知识，提高医生、护士、检验人员等有关人员的防治意识。

（3）合理应用抗菌药物　包括对医院感染与抗菌药物理论知识的讲解，诊断、治疗的指导和存在问题的解决。

直通护考

下列哪项不属于医院感染的预防措施

A. 认真洗手　　　B. 合理使用抗生素　　　C. 严格执行无菌操作

D. 消毒隔离　　　E. 禁止院内吸烟

解析：院内感染和吸烟无关，正确答案选 E。

目标检测

一、选择题

A1/A2 型题

1. 为防止交叉感染，具有针对性的措施是

    A. 进行无菌操作时要戴口罩、帽子

    B. 无菌操作环境要清洁、干燥、宽敞

    C. 无菌物品与非无菌物品要分开放置

    D. 用无菌持物钳夹取无菌物品

    E. 一份无菌物品只供一人一次使用

2. 引起医院感染的病原微生物主要是

    A. 自然界的微生物   B. 空气中的微生物

    C. 环境中的微生物   D. 人体的致病菌

    E. 人体的条件致病菌

3. 患者，男性，78 岁，诊断为院内肺炎。正确的抗菌治疗方案须考虑

    A. 感染病原菌的种类   B. 患者感染病情

    C. 抗菌药物作用特点   D. 药物敏感试验

    E. 以上都是

4. 患者，男性，31 岁。1 个月前因外伤手术输血 800ml，近 1 周出现上腹部不适，乏力，食欲不振，尿色加深。既往无病毒性肝炎病史。护理查体：肝肋下 2cm，有轻度触痛。实验室检查肝功能 ALT 500 U/L，抗 – HCV（＋），HCVRNA（＋），该病的主要传播途径是

    A. 血液传播   B. 接触传播

    C. 共同媒介物传播   D. 呼吸道传播

    E. 消化道传播

扫码"练一练"

（胡绍珑）

实训指导

实训指导说明

实训教学含两方面内容，即案例形式实训、见习形式实训。原则上以 2 学时为 1 个实训单元。现就实训环节和内容作如下说明。

一、案例形式实训

按照目的、病案设计、病案分析、评价顺序编写。

【目的】

指本次实训课学生学习的目标。

【病案设计】

教师应准备好教材所附案例或者自己编写病案发给学生预习，熟悉内容。提前分若干实训小组，并选好扮演"患者"角色的学生，确保情境教学顺利进行。

【病案分析】

课中教师引导学生讨论病例，分析患者资料，根据情境中提出的问题进行分析、整理，得出结论，完成案例分析要求的学习目标。

【评价】

各组派代表汇报讨论结果，教师在课堂进行点评。或制订患者的护理计划，教师进行批阅。

二、临床见习形式实训

按照目的、见习过程、见习报告顺序编写。

【目的】

指本次临床见习学生学习的目标。

【见习过程】

课前教师要与教学医院联系并选定好若干病例，对选定患者的身体状况、心理素质、文化素养等进行评估看能否胜任见习教学任务，学生分组，阅读选定患者的住院病历，由带教教师讲解见习目的、见习内容、见习方法及见习要求，在带教教师的指导下，对患者进行护理评估，询问患者的健康史，进行护理体检。

【见习报告】

各见习小组组内讨论患者的病情，对收集的患者资料进行分析和整理，提出护理问题和护理计划要点，写成见习报告，任课教师批阅。

以上教学方法仅供参考。各学校可根据本地的实际情况及实践条件进行选择和调整，积极创造条件，保证实训教学任务的完成和教学目标的达成。

（李大权）

实训一 传染病区护理管理和隔离消毒

【目的】

1. 熟悉传染病院或传染科的布局和管理要求，能够正确区分传染病房的清洁区、污染区及半污染区。

2. 掌握正确的穿脱隔离衣方法；掌握传染病消毒隔离的要求和主要措施。

3. 严格遵守传染病房各项制度。

【准备】

1. 教学准备 ①传染病区护理管理和隔离消毒录像。②与医院传染病科沟通临床见习内容。

2. 学生准备 实践前复习回顾传染病房的区域划分，穿、脱隔离衣的方法，传染病消毒隔离的要求和主要措施等相关知识。

【见习过程】

1. 学生分组 每8～10人为1小组。

2. 参观 在带教老师带领下，做好个人防护，进入传染病院或传染科参观，熟悉传染病区的护理管理。

（1）传染病区布局。

（2）传染病区工作人员岗位职责。

（3）传染病区管理制度。

（4）传染病区消毒隔离措施。

3. 练习穿脱隔离衣 教师指导，学生练习。

穿衣：①穿戴好口罩、帽子，取下手表、衣袖卷至前臂，洗手。②手持衣领取下隔离衣，清洁面朝向自己，衣领外折，露出袖笼。③左手伸入袖内并上抖，左手持领，右手伸入袖内，两手上举，使袖套至上臂。④两手持衣领顺边缘向后扣好领口，然后系好袖口。⑤双手在腰带下平行后移至背部，捏住衣服正面边缘，两侧对齐，向一侧按压折叠，系好腰带。

脱衣：①解开腰带，在前面打一活结。②解开袖口，在肘部将部分袖子塞入工作服袖下，暴露双手前臂。③双手浸泡消毒，然后洗手、擦干。④解开衣领。⑤一手伸入另一手的衣袖口内，拉下衣袖包住手，用遮盖的手在外面拉下另一衣袖。⑥两手在袖内使袖子对齐，双臂逐渐退出。⑦手持衣领，将隔离衣两边对齐，并按规定挂好。

【见习报告】

本次实践结束后，学生完成一份实践报告。

（杨 杰）

实训二　病毒性肝炎患者的护理

【目的】

1. 通过实训，能运用护理程序正确收集病毒性肝炎患者的流行病学资料、临床资料和实验室检查资料，列出护理问题，制定出护理措施，实施健康指导。

2. 在实训过程中学会关心、爱护、尊重患者，培养认真、细致、严谨的工作作风。

【病案设计】

案例1：女，30岁，已婚，未生育。8年前体检发现HBsAg和HBeAg阳性，但肝功能正常，无不适症状，故未进行治疗。7个月前无明显诱因出现乏力，食欲减退。体检：皮肤黏膜无黄染，未见肝掌和蜘蛛痣，腹腔积液征（−），肝脾不大。实验室检查：HBsAg（＋），抗−HBs（−），HBeAg（＋），抗−HBe（−），抗−HBc（＋），HBV DNA阳性，血清胆红素正常，丙氨酸氨基转移酶（ALT）654U/L。初步诊断为慢性乙型病毒性肝炎。该患者的母亲和姐姐均为HBsAg（＋）。患者情绪低落，有孤独感和自卑感。

案例2：男，35岁，近1周来感觉周身无力，厌食，嗅到油性食品就恶心想吐。伴腹胀，精神差，家人发现其眼睛变黄了，遂来就诊。体格检查：双眼巩膜黄染，肝脏于右肋缘下2cm，剑突下3cm，质软，压痛。实验室检查：ALT 256U/L，抗−HAV−IgM（＋）。诊断：甲型病毒性肝炎。患者情绪低落，担心失去工作，以及是否会传染给家人和孩子。

问题：

1. 作为一名护士，你如何对该患者进行护理评估，制订护理措施。

2. 应如何对其进行健康指导？

【方法和注意事项】

1. 模拟患者和模拟护士准备　分别扮演患者和护士，解释实训目的、实训过程及如何配合。

2. 护理物品准备　根据病例讨论及操作的需要进行准备。

3. 分配项目任务

4. 注意事项　实训中体现出关心患者、尊重患者；护理措施切实可行，注意与患者沟通交流。

【评价】

1. 组间交叉评价，补充护理评估和健康指导中存在的不足和缺项，学生发言，教师指导。

2. 实训结束，每位学生完成一份病毒性肝炎的护理计划。

（周卫凤）

实训三　获得性免疫缺陷综合征（AIDS）的健康指导

【目的】

1. 通过案例分析讨论、情境设置，能让学生独立规范地按护理程序解决获得性免疫缺陷综合征患者的实际问题，对患者进行健康指导。

2. 在实训过程中学会关心、爱护、尊重患者，保护患者的隐私，培养认真、细致、严谨的工作作风。

【病案设计】

案例 1：

男，36 岁，不规则发热、咳嗽，伴腹泻、食欲减退及消瘦 2 个月，既往有静脉吸毒史。体格检测：体温 38℃，全身淋巴结肿大，质韧、无触痛，能活动。血白细胞 $4.0 \times 10^9/L$，血清抗 – HIV（+）。

案例 2：

男，45 岁，因发热、乏力、消瘦 3 个月，于 2009 年 5 月 8 日入院。患者近 3 个月来无明显诱因出现发热，体温不超过 38℃，伴全身乏力、肌肉酸痛、夜间盗汗、食欲减退、消瘦等症状，近 2 个月出现顽固性腹泻，每日近 10 次稀便，体重明显下降至 10kg。患者平素体健，2 年前有不洁性交史。查体：体温 37.8℃，脉搏 90 次/分，呼吸 20 次/分，血压 120/85mmHg。双侧颌下、腋下及腹股沟淋巴结均增大，无压痛，能活动。口腔黏膜多处溃疡，心肺听诊无异常，腹部平软，肝脾刚可触及，质软。实验室检查：血白细胞 $3.5 \times 10^9/L$，血清抗 – HIV（+）。

案例 3：

女，30 岁，既往有吸毒史，因"不规则发热、咳嗽、咳痰、进行性体重下降 2 个月"入院。查体：体温 37.5℃，脉搏 78 次/分，呼吸 18 次/分，血压 120/70mmHg。神清，颈部、腋窝多处淋巴结肿大，质软，无压痛及粘连，可活动，左下肺可闻及湿性啰音。血常规：白细胞 $3.9 \times 10^9/L$，中性 71.7%，淋巴 21.9%，单核细胞百分比 6.4%，血红蛋白 80g/L。胸片提示左上肺斑片状影。血清学检查：抗 – HIV（+）。诊断为获得性免疫缺陷综合征。该患者知道自己得了艾滋病，不愿意吃饭，也不愿与人接触。

问题：

1. 对上述患者及其家属的健康指导包括哪些步骤？（评估、计划、实施、评价等）

2. 对上述患者及其家属的入院健康指导主要有哪些内容？（评估什么，重点做哪些介绍和指导）

3. 对上述患者及其家属的住院健康指导主要有哪些内容？（目标是什么，重点做哪些知识传播和技能指导）

4. 对上述患者及其家属的出院健康指导主要有哪些内容？（目标是什么，重点做哪些知识传播和技能指导）

【实习报告】

写出对该患者及其家属的健康指导计划。

（王玉英　邹　寒）

传染病区护理管理和隔离消毒

一、传染病护理工作特点

1. 护士是传染病法定报告人之一，应熟悉传染病报告制度，及时、准确地向有关部门报告疫情。

2. 护士应具备敏锐的观察和判断能力。部分传染病起病急骤、病情严重，早期即可出现严重并发症或多器官损伤，与内科疾病的危重症不易区别。护士作为接诊的第一人，准确判断病情，实施必要隔离，对抢救患者生命、杜绝或局限疾病的进一步传播起着重要作用。

3. 严格的消毒、隔离制度和管理方法是传染病护理工作的重点。从患者入院到出院，护士要全面负责并执行对患者甚至家属、相关人员的消毒、隔离工作，应严格遵守各项消毒隔离制度。

4. 护士除了要做好传染病患者的护理及健康指导工作，还要做好自身的职业防护。

二、传染病区的隔离

隔离是将传染病患者和高度易感人群安置在指定的地方，暂时避免与周围人群接触，以达到控制传染源，切断传播途径，保护易感人群的目的。对传染病患者采取的隔离称为传染源隔离，对易感人群采取的隔离称为保护性隔离。

（一）传染病区隔离的基本知识

1. 隔离区域的设置　传染病区与普通病区应分开，相邻病区楼房相隔大约30m，侧面防护距离为10m，以防止空气对流传播。传染病区应远离食堂、水源和其他公共场所。病区内由隔离室和其他辅助房间构成，并配置必要的卫生、消毒设备。病区设多个出入口，使工作人员和患者分开进出。隔离病室门外及病床床尾挂隔离标志，门口放置消毒液浸湿的脚垫，门外设隔离衣悬挂架（或柜），备消毒手的用物（消毒液、手刷、一次性纸巾），另挂避污纸。

2. 隔离单位的划分

（1）以患者为隔离单位　每一个患者有单独的环境与用具，与其他患者及不同病种间患者进行隔离。

（2）以病种为隔离单位　同种传染病的患者，安排在同一病室，与其他病种的传染病患者隔离。

凡未确诊、发生混合感染、危重患者及具有强烈传染性者，应住单独隔离室。

3. 清洁区与污染区的划分

（1）清洁区 指未被病原微生物污染的区域，如治疗室、配餐室、库房、更衣室等。

隔离要求：患者和患者接触过的物品不得进入清洁区；工作人员不得穿工作服，戴帽子、口罩，穿隔离鞋进入清洁区。

（2）半污染区 指有可能被病原微生物污染的区域，如走廊、检验室、消毒室等。

隔离要求：患者不得进入半污染区；工作人员进入半污染区时一般不穿隔离衣，避免交叉感染；治疗室内已消毒的器械、药品及其他清洁物品要与污染的物品严格区分放置，由病室携带回的物品应先消毒后放入室内一定位置。

（3）污染区 指患者直接或间接接触、被病原微生物污染的区域，如病室、厕所、浴室等。

隔离要求：工作人员进入污染区时须按要求戴帽子、口罩，穿隔离衣、隔离鞋；非单一病种的病房，工作人员须按不同病种穿隔离衣进入病室工作，离开病室时严格消毒双手；污染区的所有用物必须经严格消毒后方可送入半污染区。

（二）传染病区隔离消毒原则

1. 一般消毒隔离

（1）病室门前及病床前均应悬挂隔离标志，病室门口应设置消毒液浸湿的脚垫、消毒手的用物及避污纸。

（2）工作人员进入隔离室应戴口罩、帽子，穿隔离衣。穿隔离衣后，只能在规定范围内活动，不得进入清洁区，且不同病种不能共用一件隔离衣。一切操作要严格执行隔离技术，每接触一位患者或污染物品后必须消毒双手。

（3）为患者做治疗和护理前，应备齐所需物品，并尽量将各种操作集中进行，避免反复穿、脱隔离衣。

（4）病室应每日进行消毒，可用紫外线照射或消毒液喷雾；每日晨间护理后，用消毒液擦拭病床、病室桌椅。

（5）患者接触过的物品（如血压计、听诊器）或落地的物品应视为污染，消毒后方可给他人使用；患者的衣物、信件、票证等须消毒后才能带出；患者的排泄物、分泌物及呕吐物等必须经消毒处理后方可排放。

（6）向患者、陪伴者及探视者宣传、解释有关知识，使其遵守隔离要求和制度。

（7）经医生开出医嘱方可解除隔离。

2. 终末消毒处理 终末消毒处理是对出院、转科或死亡的患者及其所住过的病室、用物、医疗器械等进行消毒处理。

（1）患者的终末处理 出院或转科的患者应洗澡、更换清洁衣裤，并将个人用物消毒后一并带出。死亡的患者，应用消毒液擦拭尸体，用浸透消毒液的棉球填塞口、鼻、耳、阴道、肛门等孔道，并更换伤口敷料，然后用一次性尸单包裹尸体。

（2）病室的终末处理 将病室的门、窗封闭，打开床旁桌，摊开棉被，竖起床垫，按规定用消毒液进行熏蒸消毒。熏蒸结束后打开门窗，用消毒液擦洗家具；被服类放入标明"隔离"字样的污物袋内，消毒后再行清洗；床垫、棉胎或毛毯和枕芯还可用日光暴晒处理。其他用物及医疗器械按规定消毒处理。

（三）传染病区隔离的种类与护理管理

根据病原体传播途径的不同常将隔离分为以下几种，按不同种类实施相应的隔离措施。

1. 严密隔离　严密隔离适用于经飞沫、分泌物、排泄物直接或间接传播的烈性传染病，如霍乱、鼠疫、非典型性肺炎等。主要的隔离措施有：

（1）患者住单间病室，通向走廊的门、窗须关闭。室内用具尽可能简单并耐消毒，室外须挂有醒目的隔离标志。患者不得离开病室，禁止探视和陪护。

（2）接触此类患者时，必须戴口罩、帽子，穿隔离衣、隔离鞋，戴手套，消毒措施必须严格。

（3）患者的分泌物、排泄物、呕吐物及一切用过的物品均应严格消毒。污染敷料装袋标记后焚烧处理。

（4）室内空气及地面用消毒液喷雾或紫外线照射消毒，每日一次。

2. 呼吸道隔离　呼吸道隔离适用于经空气中飞沫短距离传播的感染性疾病，如流感、流脑、百日咳等。主要的隔离措施有：

（1）同种病原菌感染者可同住一室，有条件时尽量使隔离病室远离其他病区。病室通向走廊的门、窗须关闭。患者离开病室须戴口罩。

（2）接触此类患者时，必须戴口罩，并保持口罩的干燥，必要时穿隔离衣。

（3）患者口鼻及呼吸道分泌物须经消毒处理后方可排放。为患者准备专用痰盂或痰杯，用后须严格消毒处理。

（4）室内空气用紫外线照射或过氧乙酸消毒液喷雾消毒，每日一次。

3. 肠道隔离　肠道隔离适用于由患者的排泄物直接或间接污染了食物或水源而引起传播的疾病，如细菌性痢疾、甲型肝炎、伤寒等。主要的隔离措施有：

（1）最好按病种安排隔离室，如条件受限也可同住一室，但应做好床边隔离，床间距离保持1m以上，患者之间禁止交换任何物品。

（2）接触此类患者时，应按病种分别穿隔离衣，接触污染物时戴手套。

（3）患者的食具、便器应各自专用并严格消毒，剩余食物及排泄物应按规定消毒或焚烧处理后再排放。

（4）病室应有防蝇、灭蟑螂设备，保持无蝇、无蟑螂。

4. 接触隔离　接触隔离适用于经体表或伤口直接或间接接触而感染的疾病，如破伤风、气性坏疽、狂犬病等。主要的隔离措施有：

（1）患者应住单间病室，禁止接触他人。

（2）接触此类患者时，须戴口罩、帽子、手套，穿隔离衣，工作人员的手或皮肤有破损时应避免接触患者或进行诊疗、护理操作，必要时戴手套进行。

（3）凡患者接触过的一切物品如被单、衣物、换药器械等，均应先行灭菌处理后再进行清洁、消毒或灭菌。伤口换药的敷料应焚烧处理。

5. 血液－体液隔离　血液－体液隔离适用于通过直接或间接接触具有传染性的血液或体液而传播的感染性疾病，如乙型肝炎、艾滋病、梅毒等。主要的隔离措施有：

（1）同种病原菌感染者可同住一室，必要时住单间隔离室。

（2）工作人员有可能接触或接触血液、体液时须穿隔离衣，戴手套；进行易致血液、体液飞溅的操作时，如吸痰、内镜检查等，须戴口罩及护目镜；护理患者前后应严格洗手或手消毒，操作时如手已被血液、体液污染或可能污染时，应立即用消毒液洗手。

（3）被血液、体液污染或高度怀疑被污染的物品，应装入有标记的袋中送出销毁或消毒处理。患者用过的针头、尖锐物品应放入防水、防刺破并有标记的容器中，集中送焚烧或消毒处理。被血液、体液污染的室内物品表面，应立即用消毒液擦拭或喷雾消毒。

6. 昆虫隔离 昆虫隔离适用于以昆虫为媒介而传播的疾病，如乙型脑炎、疟疾、斑疹伤寒、流行性出血热等。

昆虫隔离的隔离措施根据昆虫的类型而定。如乙型脑炎、疟疾由蚊子传播，病室应有蚊帐及其他防蚊设施，并定期采取灭蚊措施；斑疹伤寒由虱传播，故患者入院时应经过灭虱处理后，才能住进同病种病室；流行性出血热由野鼠和螨虫传播，故应做好灭鼠和灭螨工作，并向野外作业者宣传，采取必要的防护措施。

7. 保护性隔离 保护性隔离也称反向隔离，适用于抵抗力低或极易感染的患者，如严重烧伤、早产儿、白血病、脏器移植及免疫缺陷的患者等。主要的隔离措施如下。

（1）在相应病区内设置专用隔离室，让患者住单间病室隔离。

（2）进入此病室必须戴帽子、口罩，穿无菌隔离衣（外面为清洁面，内面为污染面）及消毒拖鞋。接触患者前后及护理另一位患者前均应洗手。凡患呼吸道疾病或咽部带菌者，应避免接触患者。探视者也应采取相应的隔离措施，必要时谢绝探视。

（3）未经消毒处理的物品不可带入隔离区。

（4）病室内空气、地面、家具等均应按规定严格消毒。

三、传染病区的消毒

消毒是指通过物理、化学或生物学方法，消除或杀灭体外环境中病原微生物的一系列方法。其目的在于通过清除病原体来阻止其向外界传播，达到阻止和控制传染病传播和流行的目的。

（一）消毒的种类

1. 疫源地消毒 指对目前或曾经存在传染源的地区进行消毒。目的是杀灭由传染源排到外界环境中的病原体。疫源地消毒又分为：

（1）终末消毒 即患者痊愈或死亡后对其居住地进行的一次彻底消毒。

（2）随时消毒 指对传染源的排泄物、分泌物及其污染物品随时进行消毒。

2. 预防性消毒 指在未发现传染源的情况下，对可能受病原体污染的场所、物品和人体所进行的消毒。如饮用水消毒、餐具消毒、空气消毒、手术室及医护人员手的消毒等。

（二）消毒方法

1. 物理消毒法

（1）热力灭菌法 通过高温使微生物的蛋白质及酶发生变性或凝固，新陈代谢发生障碍而死亡。具体的方法包括：

1）煮沸消毒：本方法主要适用于食物、器皿、衣物及金属器械等。在水中煮沸100℃，10分钟左右即可杀死细菌繁殖体，但不能杀灭细菌芽孢，对于细菌的芽孢则须延长至数十分钟甚至数小时。对于被乙肝病毒污染的物品，煮沸的时间应该延至15~20分钟。

2）高压蒸汽灭菌：效果可靠，既可杀灭细菌的繁殖体，也可杀灭细菌的芽孢。本方法适用于一切耐热、耐潮物品的消毒。通常压力为98kPa，温度为121~126℃，时间15~20分钟。

3）预真空型压力蒸汽灭菌：即先机械抽为真空使灭菌器内形成负压，再导入蒸汽，蒸汽压力达 205.8 kPa（2.1kg/cm²），温度达 132℃，2 分钟内能杀灭芽孢。

4）火烧消毒：对被细菌芽孢污染器具，先用 95% 乙醇火烧后再行高压蒸汽灭菌消毒，以防止细菌芽孢污染扩散。

5）巴氏消毒法：即利用热力灭菌与蒸汽消毒，温度为 65～75℃，10～15 分钟，能杀灭细菌繁殖体，但不能杀死芽孢。

（2）辐射消毒法

1）光波辐射：包括紫外线、红外线和微波。紫外线常用于室内空气、水和一般物品表面消毒。紫外线为低能量电磁波辐射，光波波长 200～275nm。杀菌作用强，杀菌谱广，可杀灭细菌繁殖体、真菌、分枝杆菌、病毒、立克次体和支原体等。但此法穿透力差，对真菌孢子、细菌芽孢效果差，对 HIV 无效。对照射不到的部位无杀菌作用。因此只能对小件物品消毒，有机物品应避免高温（>170℃），以免有机物炭化。直接照射人体可发生皮肤红斑、紫外线眼炎和臭氧中毒。红外线和微波主要靠产热杀菌。

2）电离辐射：有 γ 射线和高能电子束（β 射线）两种。可在常温下对不耐热物品灭菌，又称"冷灭菌"，该方法杀菌谱广，剂量易控制，但设备昂贵，对人及物品有一定损害。多用于精密医疗器械、生物医学制品（人工器官、移植器官等）和一次性医用品等灭菌。

2. 化学消毒法　指用化学消毒药物使病原体蛋白质变性而致其死亡的方法。根据消毒效能可将其分为三类。

（1）化学消毒剂分类

1）高效消毒剂：能杀灭包括细菌芽孢、真菌孢子在内的各种微生物。如 2% 碘酊、戊二醛、过氧乙酸、甲醛、环氧乙烷、过氧化氢等消毒剂。

2）中效消毒剂：能杀灭除芽孢以外的各种微生物，如乙醇、部分含氯制剂、氧化剂、溴剂等消毒剂。含氯制剂和碘伏则居于高效与中效消毒效能之间。

3）低效消毒剂：只能杀灭细菌繁殖体和亲脂类病毒，对真菌有一定作用，如汞、氯己定（洗必泰）及某些季铵盐类消毒剂，对皮肤黏膜无刺激性，对金属和织物无腐蚀性，稳定性好。

（2）常用的化学消毒剂

1）含氯消毒剂：常用的有含氯石灰、次氯酸钠、氯胺及二氯异氰尿酸钠等。这类消毒剂在水中产生次氯酸，有杀菌作用强、杀菌谱广、作用快、余氯毒性低及价廉等特点，但对金属制品有腐蚀作用。适用于餐（茶）具、环境、水、疫源地等消毒。

2）氧化消毒剂：如过氧乙酸、过氧化氢、臭氧、高锰酸钾等。主要靠其强大的氧化能力灭菌，其杀菌谱广、速效，但对金属、织物等有较强腐蚀性与刺激性。

3）醛类消毒剂：常用的有甲醛和戊二醛等，有广谱、高效、快速杀菌作用。戊二醛对橡胶、塑料、金属器械等物品无腐蚀性，适用于精密仪器、内镜消毒。但对皮肤黏膜有刺激性。

4）杂环类气体消毒剂：主要有环氧乙烷、环氧丙烷等。为广谱高效消毒剂，杀灭芽孢能力强，对一般物品无损害。常用于电子设备、医疗器械、精密仪器及皮毛类等消毒。有时可将惰性气体和二氧化碳加入环氧乙烷中混合使用，以减少其燃爆危险。

5）碘类消毒剂：常用2%碘酊及0.5%碘伏，有广谱、快速杀菌作用。碘伏是碘与表面活性剂、灭菌增效剂经独特工艺络合成的一种高效、广谱、无毒、稳定性好的新型消毒剂。该产品对有害细菌及繁殖体等具有较强的杀灭作用，并对创伤伤口具有消炎、止血、促进黏膜再生的功能，对皮肤及黏膜无刺激性、易脱碘。碘伏适用于手术前手消毒、手术及注射部位的清洗，皮肤烧伤、烫伤、划伤等伤口的清洗消毒，还包括妇产科黏膜冲洗、感染部位消毒、器皿消毒等。

6）醇类消毒剂：主要有75%乙醇及异丙醇，乙醇可迅速杀灭细菌繁殖体，但对HIV及细菌芽孢作用较差。异丙醇杀菌作用大于乙醇，但毒性较大。

7）他消毒剂：酚类：如甲酚皂溶液、苯酚等。季铵盐类：为阳离子表面活性剂，如苯扎氯铵、消毒净等。氯己定：可用于手、皮肤、医疗器械等消毒。这些消毒剂均不能杀灭细菌芽孢，属低效消毒剂。

（胡绍珑　王　卉）

参考答案

第二章　概论

1. D　2. B　3. E　4. B　5. E　6. C

第三章　流行性感冒患者的护理

1. A　2. D　3. C　4. B　5. C　6. B　7. C

第四章　病毒性肝炎患者的护理

1. B　2. D　3. E　4. E　5. D　6. A　7. B　8. C　9. A　10. B

第五章　流行性乙型脑炎患者的护理

1. A　2. B　3. A　4. E　5. B　6. C　7. D

第六章　获得性免疫缺陷综合征患者的护理

1. E　2. B　3. E　4. A　5. A　6. E　7. E　8. A

第七章　流行性出血热患者的护理

1. C　2. E　3. A　4. D　5. C　6. C　7. A　8. B

第八章　狂犬病患者的护理

1. B　2. A　3. C　4. D　5. D　6. D

第九章　人禽流感患者的护理

1. A　2. B　3. C　4. E　5. E

第十章　严重急性呼吸综合征患者的护理

1. A　2. D　3. D　4. E　5. C　6. B

第十一章　细菌性食物中毒患者的护理

1. A　2. C　3. A　4. A　5. C

第十二章　细菌性痢疾患者的护理

1. C　2. E　3. B　4. B　5. D　6. A　7. A

第十三章　伤寒患者的护理

1. C　2. E　3. C　4. C　5. D　6. A　7. E　8. B

第十四章　霍乱患者的护理

1. B　2. E　3. A　4. D　5. D

第十五章　流行性脑脊髓膜炎患者的护理

1. B　2. C　3. A　4. A　5. B　6. B　7. C　8. E　9. B　10. D

第十六章　钩端螺旋体病患者的护理

1. E　2. D　3. E　4. D　5. C　6. D

第十七章　疟疾患者的护理

1. A　2. B　3. C　4. B　5. C　6. B

第十八章　阿米巴病患者的护理

1. B　2. D　3. D　4. A　5. E　6. C

第十九章　血吸虫病患者的护理

1. E　2. B　3. C　4. E　5. D

第二十章　医院感染患者的护理

1. E　2. E　3. E　4. A

参考文献

［1］尤黎明，吴瑛．内科护理学．5 版．北京：人民卫生出版社，2012.

［2］李兰娟，任红．传染病学．9 版．北京：人民卫生出版社，2018.

［3］陈璇．传染病护理学．北京：人民卫生出版社，2012.

［4］张小来．传染病护理．北京：人民卫生出版社，2014.

［5］苏玉华．传染病护理技术．武汉：华中科技大学出版社，2014.